ホワイトライオンも追え！
ゼブラへのリスペクト，そして見逃せない鑑別疾患

THE HUNT FOR WHITE LIONS
— PRAISE ZEBRA CARDS

監修　**志水太郎**
獨協医科大学総合診療医学主任教授
獨協医科大学病院総合診療科診療部長

原田 拓
昭和大学江東豊洲病院総合診療科
獨協医科大学病院総合診療科スタッフ

著　**獨協医科大学病院総合診療科**

メディカル・サイエンス・インターナショナル

The Hunt for White Lions — Praise Zebra Cards
First Edition
Edited by Taro Shimizu and Taku Harada

© 2019 by Medical Sciences International, Ltd., Tokyo
All rights reserved.
ISBN 978-4-8157-0159-8

Printed and Bound in Japan

監修の言葉

外来でも病棟でも，医師はある日，目の前の患者が比較的日常ではお目にかからない，まれな病気で悩んでいるのではないかと思う瞬間に出合う可能性があります。

　まれな疾患が「ゼブラ」疾患と呼ばれることは，この本を手にとられた皆様の多くはご存じと思いますが，実際に，"Zebra Cards™ — An Aid to Obscure Diagnosis"という，まさにゼブラ（シマウマ）柄の表紙の本があり，自分は2007年の市立堺病院内科後期研修医時代にこの本の存在を知り，「こんな疾患あるんや！」と（覚えたての関西弁で）興奮したのが懐かしい思い出です。"Zebra Cards™"はカードといいつつ本の体裁を成していて，米国内科学会（American College of Physicians：ACP）では教材として扱われていました。このようなウィットの効いた本の企画をちゃんと認めるところに米国医学界の懐の深さも感じます。この本では200ほどの比較的まれな疾患が各ページ表裏（所見が表，裏が鑑別や解説）で収載されていました。こちらの本自体は現在ほぼ入手不可能ですが，個人的にはこのようなまれな疾患から得られる疾患や症状の多様性と医学の奥深さを広く伝える本が書ければよいな，と長らく思っていました。実際に持ち込み原稿で"The Rare Diseases"というタイトルで本を書き始めた（すでに中断）こともあったり，まれな症状シリーズでreview articleを書こうとした時代もあったりしました。しかし，日々の臨床とベッドサイド教育，渡米でのバタバタ，重なる総合診療科の立ち上げ，各種論文や『診断戦略：診断力向上のためのアートとサイエンス』（医学書院）関連の仕事，商業誌などをはじめとするさまざまなアウトプットの陰に"The Rare Diseases"構想はしばらくお蔵入りになってしまいました。

今から約3年前の2016年に，自分は獨協医科大学に移り，キャリア3つ目の総合診療科を立ち上げることになりました（獨協医科大学病院総合診療科，略称，獨協総診）。獨協総診ではcommon diseasesも市中病院のようにバリエーション豊富に診察する一方で，1970年代まで遡らないと症例報告がみつからないようなまれな事例にも遭遇することがあります（今でも）。ある日の会議で，まれな疾患についてもチームで積極的に共有したほうがよい，と初年度チーム（5人）のなかで意見が一致したことがありました。それならせっかくだから本にしよう，ということで，実働の主幹をその5人の1人，原田拓先生がリードし，自分が監修，そして2017年度までのスタッフメンバーで本書の執筆がスタートしました（このような破天荒な企画をご快諾くださったMEDSiの佐々木由紀子様に心より感謝申し上げます）。また図らずも，志半ばで倒れた"The Rare Diseases"の仇を打ってくれていることに個人的にはこの企画自体にとても感謝しています。

　本書は前述の"Zebra Cards™"に着想を得，さらにその本へのリスペクトから，登場する症候のなかでも特に思い入れのある一部のものについてはそのままテーマをお借りし，読者と共有するために改めて触れさせていただきました。それ以外にも，これまで獨協総診メンバーが実際に経験してきたもの，実際に文献などで触れたもの，またメンバーそれぞれのメンターや仲間から見聞きしたものを合わせて，100の疾患・症候に限定して挙げさせていただきました。本書はいわゆるEURORDIS（Rare Diseases Europe）の取り決めなどに則った稀少疾患の範疇に入るものも入らないものもあります（そもそも網羅することは数として難しく，今回本書から漏れてしまった症候や疾患もまだまだありますが，それはまた次の機会があればご紹介させていただきたいと思います）。どちらかといえば，インパクト勝負の感が強いセレクションになっています（銀色の便，など）。本書の目的としては，今より10年遡ることの「こんな疾患あるんや！」の自分の想いが読者に伝わり，日常臨

床で大切な驚き，知的好奇心を通して，日々のやりがい，さらには患者をしっかり診察するモチベーションが上がるようになる，そんな本を目指しています。そして，微細なサインからその本体にズバッと迫る，クリニカルパールが，System 1（直観的診断）の診断力の助けにもなる本になればうれしいです。

　本書は，獨協総診としては初となる獨協総診presentsの第1冊目の書籍です。その全体を貫くコンセプトと骨子を原田拓医師が打ち立てました。原田拓医師はその類まれな集中力と筋肉質な仕事量のこなし方で有名で，私たち獨協総診の最初の1年間の立ち上げ期間に強力なリーダーシップを発揮するとともに，5人から成る獨協総診初年度スターティングメンバーの重要な一角を担っていました。本書の執筆活動にもその彼の才能がいかんなく発揮されています。そして，執筆を原田拓医師を含めたメンバーで行いました。それぞれ異能的な才能と個性をもち獨協総診に幅と奥行きをもたせてくれている各スタッフメンバーたちの感性，情報収集力，そして推敲を重ねた執筆の作業がなければ，本書は完成しなかったと思います。志水は監修兼プレイヤーとして，全体のバランス，症候の一部と，主にクリニカルパールの監修・作成に特に力を入れました。クリニカルパールのなかには，そのトピックそのものでなくても，より重要なものを加えた項目もあります。

　本書のタイトルは『ホワイトライオンも追え！―ゼブラへのリスペクト，そして見逃せない鑑別疾患』としました。類書（というよりオリジナル）には"Zebra Cards™"があり，また世界的にもこのZebraは臨床教育の現場でまれな疾患の記号として引き合いに出されることが多いと思います。しかしゼブラ自体は動物界でそれほど稀少でもないこと，また，より稀少感を出したかったこともあり，本書では「ゼブラ」をリスペクトしつつも，タイトルは他の動物にしようと考えました。稀少な動物をオンラインでさまざまに探し，そのなかでもビジュアルから8つを候補に残しました。具体的にはアムールヒョウ，ミツクリザメ，シマテ

ンレック，ブルードラゴン，ホワイトライオン，ハシビロコウ，イッカク，グーティサファイアオーナメンタルタランチュラです．このなかで，グーティサファイアオーナメンタルタランチュラはさすがに名前が長すぎる，ブルードラゴンはファンタジー色が強い，またシマテンレックなどはそもそも生き物なのか機械メーカーの名前なのかわからない，というような理由から消え，最終的にわかりやすいホワイトライオンを採用しました．

　タイトルの「追え！」については，稀少疾患を追求する執念に該当する言葉をタイトルに端的に込めたいと思いを巡らせたところ，トム・クランシー原作，1990年にショーン・コネリー主演で映画にもなった「レッド・オクトーバーを追え！」にちなむのがやはりよいと思った次第です．

　日常臨床ではまれなものはまれです．ホワイトライオンをみつける執念はそのままに，ちゃんとホワイトライオンのクラスター(鑑別疾患)であるライオンやトラなどありふれたものを追い，さらにホワイトライオン「も」追う，ということでタイトルを「を」でなく「も」にしました．

　この本が，まれな疾患もきちんとみつけていこうという臨床医の明日からの成長の助けになることを心より願っています．

2019年春　志水 太郎

監修の言葉

　思い返してみれば "Zebra Cards™ — An Aid to Obscure Diagnosis" の存在を知ったのは大船 GIM カンファレンスだったと思います。そのときはそんなマニアックな本があるのか，くらいの感想でしかなく，のちに類書を出すことになるとは思いもよりませんでした。

　しかしながら，「診断」というものに向き合っているうちに特異的な徴候の鑑別診断というものに興味がいくようになりました。たとえば，「ムチウチ様皮疹」という皮疹があります。見た目のインパクトは非常に強いです。予備知識なしに救急外来でみることがあったら鑑別に非常に困るのではないでしょうか？　しかし，こういった疾患があることを何かで耳にしていたり，Evernote か何かのアプリにメモを残し，その存在を想起することさえできれば，鑑別はしいたけ皮膚炎，成人 Still 病，薬剤性（ブレオマイシン，トシリズマブ），接触性皮膚炎，植物性光線皮膚炎，皮膚描記症のように挙がり早期診断が可能になります。ほかにも例はあります。

・徐脈＋ショック
・シャワーを浴びたときの雷鳴頭痛
・片側性のあごの痺れ（numb chin syndrome）
・仰臥位のほうが呼吸困難が軽度

　上記のような症状の場合はどうでしょうか？

　ショックの鑑別，雷鳴頭痛の鑑別，顔面の痺れの鑑別，呼吸困難の鑑別といった感じに進めるよりも，状況に応じた鑑別診断リストを所持していれば，よりスムーズに診断は進むだろうと思います。

　また，知っているか知っていないかで診断までのスピードが全く異なる疾患，みたいなものも存在します。本書で例を挙げるとすると，背中

の難治性瘙痒感，足の痛み＋指の不随意運動といったものです。

　現在，症候学を学ぶ本は素晴らしいものがいくつも出ていますが，こういった「まれな症候」の鑑別診断を取り上げている本というのは日本では他にありません。本書は類書（というよりオリジナル）の"Zebra Cards™"や"Pocket Guide of 50 Unusual Symptom"（Blackwell Publishing, 2002）という洋書なども参考に100の疾患・徴候をセレクトさせていただきました。そして，想起した徴候や疾患がドンピシャではなく，周辺疾患/類似したもの〔獨協医科大学病院総合診療科（獨協総診）ではpivot and cluster戦略にちなんでcluster（クラスター）と呼んでいます〕だったとしても診断補助になるように鑑別疾患リストを付け加えている構成になります。

　ケースカンファレンスや書籍による勉強のメリットとして「まれで特異的な症例を共有できる」ことがあります。本書のクリニカルパール，症候リスト，鑑別診断リストは読者の皆様のSystem 1（直感的診断力）の助けとなり，そしてその先にいるであろう患者様に少しでも役に立つ瞬間があれば幸いです。

　最後に，この本の出版に当たって，MEDSiの佐々木様，獨協医科大学病院総合診療科の志水先生をはじめとするスタッフの皆様，現在御世話になっている昭和大学病院総合診療科の皆様，自分の家族に多大な感謝を述べさせていただきます。

2019年　原田　拓

監修者・執筆者一覧

監修者

志水太郎	獨協医科大学総合診療医学主任教授
	獨協医科大学病院総合診療科診療部長
原田 拓	昭和大学江東豊洲病院総合診療科
	獨協医科大学病院総合診療科スタッフ

執筆者

原田 拓	昭和大学江東豊洲病院総合診療科
	獨協医科大学病院総合診療科スタッフ
志水太郎	獨協医科大学総合診療医学主任教授
	獨協医科大学病院総合診療科診療部長
原田侑典	獨協医科大学病院総合診療科スタッフ
廣澤孝信	獨協医科大学病院総合診療科スタッフ
森永康平	獨協医科大学病院総合診療科スタッフ
高瀬啓至	獨協医科大学病院総合診療科スタッフ
任 理宏	獨協医科大学病院総合診療科スタッフ

目次

Part 1　部位別……2

1. 大人の大泉門　2
2. 睫毛が長い　4
3. 睫毛が抜ける　6
4. 血の涙　8
5. 黄視　10
6. 咳嗽，嘔吐後に出る眼窩周囲紫斑（パンダの目徴候）　12
7. 両側のまぶたが腫れて熱が出る　14
8. 嗅覚過敏　16
9. 重度の治療抵抗性の鼻部瘙痒感　18
10. 耳たぶのシワ　20
11. 耳が赤くて痛い　22
12. 外耳道の骨隆起　25

コラム：サーファーゆえに生じた（？）疾患　27

13. 外耳道後壁の感覚過敏　28
14. 舌が鼻につく　30
15. 巨舌　32
16. 舌が焼けるように痛い　35
17. 舌に亀裂がある　39
18. 黒い舌　41
19. 歯肉の青紫色のライン　43
20. 再発性の口腔顔面腫脹の鑑別　48
21. オレンジ色の咽頭　52
22. ガムを噛むとあごが痛い　54
23. 片側のあごのしびれ　56
24. 舌と一緒に動く頸部腫瘤　58
25. 首を曲げると電撃痛が全身に走る　60
26. 頸部回旋で後頭部痛と舌の半分がしびれる　62
27. 黒い腋窩　65
28. 成人の片側女性化乳房　69
29. 乳房インプラント術後の乳房のしこり　71
30. 下気道以外からの赤い痰　75
31. フライパン加熱後の呼吸困難　76
32. 臥位で改善する呼吸困難　79
33. 喀石　82
34. 胸水が黒い！　85
35. ペースメーカー挿入患者の突然のショック　87
36. 動悸後の多尿　89
37. 両側の腋窩〜臍まで広がる静脈拡張　91
38. 臍の結節　94
39. 腋窩のそばかす病変　96
40. 毎月痛む臍　100

xi

コラム：臍部以外の稀少部位子宮内膜症　102

41　臍の周りのダークブルーの斑点　105
42　掻爬痕のみの背部の難治性瘙痒　107
43　咳をすると足が痛い　109
44　灼熱感を伴う足の発赤と疼痛　112
45　起立時の足の瘙痒感　114
46　歩くと痛いが走るのは問題ない　115
47　皮疹のない前腕の難治性瘙痒　117
48　深部静脈血栓症後の同側下肢痛　119
49　長時間風呂に入ってもしわができない　121
50　指の皮下出血　123
51　両足を上げると顔面が赤くなる（Pemberton's sign）　126
52　足の痛み＋足指の不随意運動　128
53　尿に空気が混じる（気尿症）　132
54　陰嚢浮腫と左精巣腫大　134
55　尿を放置すると黒くなる　136
56　排尿時の動悸と頭痛　139
57　深部腱反射の弛緩相遅延　141
58　意識障害下で開眼に抵抗　143
59　一過性に失調運動が起きる　145
60　蚊にさされるとひどく腫れる　147
61　皮膚が黄色い　150
62　冷たいものを熱く，熱いものを冷たく感じる　153
63　筋肉が，虫が這うように動く　156
64　繰り返す横紋筋融解症　158
65　運動してすぐ筋肉痛が起きるが運動を続けると数分で改善する　162
66　急に動くと，手足が突っ張ったり勝手に動いたりする　165
67　ちょっとした刺激でけいれん　168
68　血液検体凝固の鑑別　174
69　動脈血のように輝く静脈血　175

コラム：まれな症候の鑑別診断の調べ方　180

Part 2　色別……182

- *70* 緑色の尿　182
- *71* 白色の尿　184
- *72* 尿バッグの色が紫色に　185
- *73* 黒色の尿　189
- *74* 銀色の便　191
- *75* 緑色の髄液　192
- *76* 青色の爪　194
- *77* 黄色の爪　196
- *78* 黒い爪　199
- *79* 緑色の爪　202

コラム：爪甲剥離症（onycholysis）　203

Part 3　食事・薬剤摂取……204

- *80* 居酒屋で若年男性に発症した急性の筋力低下　204
- *81* 飲み屋でのショック　208
- *82* 飲酒後の痛み　211

コラム：Hodgkin リンパ腫のまれな症状　212

- *83* 高蛋白を食べると動けない　213
- *84* 御飯を食べているのにペラグラになる　215
- *85* 妊娠時に経験した食欲や味覚変化の再燃　218
- *86* 食物アレルギーの集団発生　219

Part 4　その他……222

- *87* 風呂に入ると頭痛　222
- *88* 入浴後の瘙痒感（aquagenic pruritus ＝水原性瘙痒症）225
- *89* 風呂に入ると体調が悪くなる（Uhthoff 現象）227
- **コラム：多発性硬化症の奇妙な症状　229**
- *90* 空港近くの発熱　230
- *91* 一過性に体温が下がる　232
- *92* 溶接工場でのインフルエンザ様症状　234
- *93* 同一環境でのインフルエンザ様症状の同時発生　237
- *94* 便臭のするげっぷ(噯気)を伴う慢性下痢　239
- *95* 魚のにおい　241
- *96* 検診でコレステロールが低いといわれた　243
- *97* 繰り返す発熱または皮膚炎があり，多関節炎，sicca 様症状，腹痛または下痢などを伴う　245
- *98* 誘因なしの突然の大量皮下出血　247
- *99* 髄液中の好酸球増加　252
- *100* 金属がないのに金属探知機にひっかかる　254

索引　256

本書を読むに当たって

1. 本書の専門用語は，原則として監修者が検討し決定した用語に従った．適宜，日本医学会医学用語辞典を参照した．
2. 本書では，原則として，薬剤名のカナ表記は独立行政法人 医薬品医療機器総合機構の医薬品医療機器情報提供ホームページに従い記述し，日本で未承認の薬剤については例外を除き，原語表記とした．商品名は独立行政法人医薬品医療機器総合機構の医薬品医療機器情報提供ホームページに従い，®を付記した．

注意

本書に記載した情報に関しては，正確を期し，一般臨床で広く受け入れられている方法を記載するよう注意を払った．しかしながら，監修者，著者ならびに出版社は，本書の情報を用いた結果生じたいかなる不都合に対しても責任を負うものではない．本書の内容の特定な状況への適用に関しての責任は，医師各自のうちにある．

　監修者，著者ならびに出版社は，本書に記載した薬物の選択，用量については，出版時の最新の推奨，および臨床状況に基づいていることを確認するよう努力を払っている．しかし，医学は日進月歩で進んでおり，政府の規制は変わり，薬物療法や薬物反応に関する情報は常に変化している．読者は，薬物の使用に当たっては個々の薬物の添付文書を参照し，適応，用量，付加された注意・警告に関する変化を常に確認することを怠ってはならない．これは，推奨された薬物が新しいものであったり，汎用されるものではない場合に，特に重要である．

Part 1 部位別

1

大人の大泉門

鑑別診断
- 溶骨性疾患（多発性骨髄腫治療後）
- 拡張型頭頂孔などの正常変異
- 先天性や外傷性の骨欠損

解説
大泉門は前頭部正中にある頭蓋骨の発達がまだ十分でないためにできている「すき間」で，1歳～1歳半で通常は閉じる。

多発性骨髄腫は時に触診可能になり，治療中や治療後は軟らかくなり大泉門のように触れることがある。そのほか，拡張型頭頂孔のような正常変異でも大泉門のように触れることがある。

● 溶骨性変化の鑑別診断
頭蓋骨の溶骨性変化の原因の85%は下記の7つといわれている。
1. 皮膚/表皮嚢胞
2. 血管腫
3. 転移性腫瘍
4. 多発性骨髄腫
5. Langerhans組織球症
6. 骨Paget病
7. 線維性異形成

大人では転移性病変，骨髄腫，小児だと先天性欠損，皮膚嚢胞，好酸球性肉芽腫が多い。カテゴリーごとの鑑別は下記のとおりである。
- 正常変異：静脈湖，transcalvarial channel，くも膜顆粒，拡張型頭

頂孔
- 先天性：脳瘤，頭蓋骨膜洞
- 外傷性：外傷後の欠損，軟膜囊胞
- 炎症性：好酸球性肉芽腫
- 良性腫瘍：血管腫，血管周囲細胞腫，動脈瘤性骨囊胞
- 悪性腫瘍：多発性骨髄腫，転移性腫瘍

 クリニカルパール

- 大人の大泉門は溶骨性疾患の既往を疑え

● 文献
- Portnoi VA. Thyrotoxicosis and atrial fibrillation. JAMA 1981；245：2298. PMID：7230456
- Lytic lesions of the skull – differential diagnosis(ECR 2014 / C-2064).

2

睫毛が長い

鑑別診断

- 薬剤性
  上皮成長因子受容体(EGFR)阻害薬：エルロチニブ，セツキシマブ，パニチムマブ，ゲフィニチブ(特にエルロチニブ)
- プロスタグランジン製剤：ビマトプロスト，レタノプロスト
  免疫抑制剤：シクロスポリン，タクロリムス，インターフェロン α-2a
  その他：トピラマート，ジドブジン
- ヒト免疫不全ウイルス(HIV)感染症
- アレルギー疾患(アトピー性皮膚炎，アレルギー性鼻炎)
- 膠原病(全身性エリテマトーデス，皮膚筋炎)
- 先天性疾患(Oliver-McFarlane症候群など)
- その他(円形脱毛症，ぶどう膜炎，甲状腺機能低下症，神経性食思不振症，低栄養，ポルフィリア，妊娠など)

解説

睫毛が異様に長くなることを長睫毛症(eyelash trichomegaly)と呼ぶ。近年の上皮成長因子受容体(epidermal growth factor receptor：EGFR)阻害薬使用患者の増加に伴い，長睫毛症を診る機会が増える可能性がある。

長睫毛症は睫毛の長さが12 mm以上になることを指し，太さ，硬さ，色の増強を伴うこともあるまれな状態である。長睫毛症は単独で認められることが多いが，他の部位の毛の伸長を伴うものも報告されている。免疫系の調節，EGFRやプロスタグランジンが病態に関連していると考えられており，臨床では先天性，薬剤性，他疾患に随伴する二次性の長睫毛症が報告されている。特に近年はEGFR阻害薬使用に伴う長睫毛

症の報告が増えており，6か月以上EGFR阻害薬を使用した16人の患者について調べた1つの後ろ向き研究では62.5％に長睫毛症が認められており，EGFR阻害薬使用患者によく認められる副作用として認識しておく必要がある。睫毛の性質で疾患を見分けることができる可能性があり，ヒト免疫不全ウイルス(human immunodeficiency virus：HIV)感染やアレルギー疾患による長睫毛症では長く光沢をもったシルクのような睫毛になり，EGFR阻害薬による長睫毛症では粗い質感で曲がった睫毛になるとされている。長睫毛症患者では美容面からもたらされる精神への影響のほか，伸びた睫毛によって角膜が障害される恐れがあるため，原因治療に加えて定期的な睫毛のトリミングが必要である。

クリニカルパール

- 不自然な睫毛の伸びは薬剤歴を洗え

● 文献

- Fernández-Crehuet P, Ruiz-Villaverde R. Essential Trichomegaly of the Eyelashes. Int J Trichology 2016；8：153-4. PMID：27625571
- Tamer F, Yuksel ME. Familial eyelash trichomegaly：The case of a sister and a brother. Indian J Dermatol Venereol Leprol 2016；82：700-2. PMID：27506506
- Osio A, Mateus C, Soria JC, et al. Cutaneous side-effects in patients on long-term treatment with epidermal growth factor receptor inhibitors. Br J Dermatol 2009；161：515-21. PMID：19466958

3
睫毛が抜ける

鑑別診断
- 皮膚疾患(乾癬,円形脱毛症,扁平苔癬,表皮水疱症,エリテマトーデス,黒色表皮腫など)
- 内分泌疾患(甲状腺機能低下症/亢進症,副甲状腺機能低下症,下垂体機能不全など)
- 感染症(帯状疱疹,真菌感染,丹毒,結核,梅毒,コレラ,Hansen病など)
- 薬剤性(抗凝固薬,脂質降下薬,抗甲状腺薬,プロプラノロール,バルプロ酸など)
- 薬物中毒(ヒ素,ビスマス,タリウム,金,キニーネ,ビタミンAなど)
- 眼瞼部の外傷/手術/放射線治療後
- 悪性腫瘍(皮脂腺癌など)
- 先天性(Ehlers-Danlos症候群,先天性無毛症,眼瞼欠損症など)
- 抜毛癖
- その他(Vogt-小柳-原田病,鎌状赤血球症など)

解説
睫毛が異常に脱毛する状態を睫毛脱毛症(milphosis)と呼ぶ。皮膚疾患,甲状腺・副甲状腺機能異常,感染症,薬剤副作用,外傷などその原因は多岐にわたる。

睫毛脱毛症の原因を鑑別するためにはまず詳細に病歴を聞きとり,過去の感染症,顔面の外傷や手術または放射線治療の既往の有無,使用している薬剤について確認する。診察では他部位の脱毛の有無,皮膚病変の有無,甲状腺機能異常を示唆する所見の有無について入念に評価する。血液検査では甲状腺機能および副甲状腺機能異常についての評価を行うとよい。詳細な評価を行っても原因が判明しない場合は,自身によ

る抜毛の可能性を考える。器質的疾患または薬剤副作用が原因である場合は完全な脱毛となるが，自身による抜毛の場合は不完全な脱毛になっている点が鑑別のポイントとなることが多い。

 クリニカルパール

- 睫毛の変化は wallet biopsy（財布生検＝財布などの所持品から得た情報を診察に有効活用すること）のよい適応である

● 文献
・Khong JJ, Casson RJ, Huilgol SC, et al. Madarosis. Surv Ophthalmol 2006 ; 51 : 550-60. PMID : 17134645

4

血の涙

鑑別診断
- 眼球および周囲の構造物の異常(外傷, 感染, 炎症, 腫瘍, 子宮内膜症, 遺伝性出血性末梢血管拡張症など)
- 鼻出血の鼻涙管からの逆流
- 凝固能異常(血友病など)
- 心因性(Münchhausen 症候群など)
- 特発性

解説

肉眼的に涙に血液が混ざることをヘモラクリア(haemolacria)と呼ぶ。多くは結膜の病変により生じる二次的な良性のもので, 片側性で, 間欠的な出血を起こす。

結膜以外の出血源としては, 眼球, 涙腺, 鼻涙管などがある。原因診断には, 外傷歴などの問診に加えて, 十分な眼科的診察による出血源の同定が重要である。涙点プラグが参考となることがある。

非常にまれに, 凝固能の異常がなく, CT などの画像検索を加えても構造的な異常を特定できないことがあり, その場合は心因性, 特発性が考慮される。

治療は原因疾患により, 抗菌薬, 抗炎症薬, 凝固障害の是正, 腫瘍の切除などが行われる。対症療法として, β ブロッカーの点眼・内服が用いられることもある。

予後は良好で, 数日から最長 14 か月ほどで再燃しなくなる。

なお, 心因性もしくは特発性のヘモラクリアは, 血汗症(haematohidrosis)との合併も報告されている。その場合, しばしば強い心的ストレスが存在し, かつ皮膚生検でも異常がみられない。自律神経系の異常

との関連が考えられているが，根本的な病態生理は明らかではない。

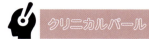

- **インパクトの強さの一方，原因は良性がほとんどである**

● 文献
・Di Maria A, Famà F. Hemolacria - Crying Blood. N Engl J Med 2018；379：1766. PMID：30380382
・Bakhurji S, Yassin SA, Abdulhameed RM. A healthy infant with bloody tears：Case report and mini-review of the literature. Saudi J Ophthalmol 2018；32：246-9. PMID：30224892
・Fowler BT, Kosko MG, Pegram TA, et al. Haemolacria：A Novel Approach to Lesion Localization. Orbit 2015；34：309-13. PMID：26479185
・Karadsheh MF. Bloody tears：a rare presentation of munchausen syndrome case report and review. J Family Med Prim Care 2015；4：132-4. PMID：25811005
・Ricci F, Oranges T, Novembre E, et al. Haematohidrosis treated with propranolol：a case report. Arch Dis Child 2018；pii: archdischild-2017-314170. PMID：29434019

5

黄視

鑑別診断
・ジギタリス中毒

解説
ジギタリス中毒の特異的な眼症状として黄視が知られている。黄視は1〜2週間で消失することが多いが，より長期に続く症例もある。ジギタリス中毒に関連した視覚症状として，黄視症などの色覚の変化，複視，羞明，視力低下，光視症，暗点，霧視，雪視，眼球運動時の痛み，散瞳，失明，幻視，青視，緑視などの報告もある。ジギタリス中毒の黄視に限らず色覚異常の主な鑑別診断は薬剤性，後頭部疾患，白内障術後，眼内出血，PCやビデオなどの影響が知られている。

ジギタリス中毒はさまざまな臓器の症状を引き起こす。心臓ではPQ延長，T波平坦化や陰転化，盆状ST低下，U波出現などの心電図所見を中心にさまざまな不整脈を起こし，消化器では嘔気，嘔吐，下痢，腹痛，神経症状では頭痛，倦怠感，脱力，神経痛，意識障害，けいれんなどを起こし，ほかに皮疹，好酸球増加，女性化乳房なども来しうる。

ジギタリス血中濃度と毒性は相関せず，診断はあくまで臨床症状と心電図で行う。治療域(0.5〜0.8 ng/mL)や有効血中濃度(0.8〜2.0 ng/mL)でも中毒症状が出ることもあり，血中濃度が高い場合でも症状が出ないこともある。マクロライド系抗菌薬やアミオダロンなど他の薬剤の併用による相互作用で出現する場合もある。

なお，黄色いひまわりで有名なゴッホ(1853〜1890年)がジギタリス中毒だという説もある。物体の周りにコロナやハローが出るのはジギタリス中毒の症状ともいえる。当時，ジギタリスは鎮静目的やてんかん

の治療目的に使われており，主治医のGachetの肖像画にジギタリス属のキツネノテブクロの葉が描かれているのが説の理由になっている。

その他の黄視の原因として，フェニトイン中毒，リスペリドンの副作用，デスフェリオキサミン(金属キレート剤)の副作用，肺結核による網膜血管炎，ビタミンA欠乏，不思議の国アリス症候群などの報告もある。

 クリニカルパール

- 色覚異常の鑑別診断は眼科疾患，薬剤性，頭蓋内疾患の3つを考える。黄視でまず確認すべきは心疾患の既往である

● 文献
- Renard D, Rubli E, Voide N, et al. Spectrum of digoxin-induced ocular toxicity : a case report and literature review. BMC Res Notes 2015 ; 8 : 368. PMID：26298392
- Piltz JR, Wertenbaker C, Lance SE, et al. Digoxin toxicity. Recognizing the varied visual presentations. J Clin Neuroophthalmol 1993 ; 13 : 275-80. PMID：8113441
- Camkurt MA, Gülpamuk B. Acute Onset of Xanthopsia Associated With Risperidone. J Clin Psychopharmacol 2016 ; 36 : 288-9. PMID：27043123
- Thakral A, Shenoy R, Deleu D. Acute visual dysfunction following phenytoin-induced toxicity. Acta Neurol Belg 2003 ; 103 : 218-20. PMID：15008507
- Roh YR, Woo SJ, Ahn J, et al. Pulmonary tuberculosis associated retinal vasculitis presenting as xanthopsia. Ocul Immunol Inflamm 2011 ; 19 : 121-23. PMID：21428751
- Charton N, Sahel JA, Flament J. Poisoning of retinal pigment epithelium by deferoxamine. A case report. Bull Soc Ophtalmol Fr 1990 ; 90 : 599-602. PMID：2225255
- Pitchon E, Sahli O, Borruat FX. Night blindness, yellow vision, and yellow skin : symptoms and signs of malabsorption. Klin Monbl Augenheilkd 2006 ; 223 : 443-6. PMID：16705527
- Lee TC. Van Gogh's vision. Digitalis intoxication? JAMA 1981 ; 245 : 727-9. PMID：7007674
- Bhattacharyya KB, Rai S. The neuropsychiatric ailment of Vincent Van Gogh. Ann Indian Acad Neurol 2015 ; 18 : 6-9. PMID：25745302
- Blom JD. Alice in Wonderland syndrome : A systematic review. Neurol Clin Pract 2016 ; 6 : 259-270. PMID：27347442

6

咳嗽，嘔吐後に出る眼窩周囲紫斑（パンダの目徴候）

鑑別診断
・アミロイドーシス

解説
アミロイド沈着による毛細血管の脆弱性はValsalva手技，咳や摩擦など軽度の刺激で眼周囲に紫斑を生じ，アミロイドーシスに特徴的とされている。アミロイドーシスによる紫斑は眼周囲，腋窩，臍，肛門性器周辺に沈着しやすい。

● その他パンダの目徴候の鑑別診断
・頭蓋底骨折をはじめとする外傷
・内視鏡的副鼻腔手術
・神経根芽細胞腫
・リンパ芽球性リンパ腫
・Kaposi肉腫
・頸動脈損傷
・巨細胞性動脈炎・静脈洞血栓症
・特発性頭蓋内圧亢進症
・片頭痛
・三叉神経痛
・アデノウイルス感染症，Epstein-Barrウイルス（EBV）感染症
・セルトラリン
・重度の咳嗽，くしゃみ，嘔吐

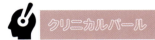

クリニカルパール

- 特に外傷歴のない「パンダの目」はアミロイドーシスを考慮する

● 文献

- Malik UF, Kapre S. Periorbital purpura in a 66-year-old man : clue for spot diagnosis. QJM 2010 ; 103 : 127-9. PMID：19622675
- Kuprian M, Mount G. Acute cardiac tamponade in light-chain amyloidosis. BMJ Case Rep 2014 Apr 2.
- Pereira VG, Jacinto M, Santos J, et al. Periorbital purpura (raccoon's eyes). BMJ Case Rep 2014 Aug 19.
- Maramattom BV. Raccoon eyes following vigorous sneezing. Neurocrit Care 2006 ; 4 : 151-2. PMID：6627906
- Keating EM, Palazzi DL. A 7-Year-Old Girl With Periorbital Edema, Ecchymosis, and Conjunctival Hemorrhage. JAMA Pediatr 2016 ; 170 : 1021-2. PMID：27695859

7

両側のまぶたが腫れて熱が出る

鑑別診断
- アナフィラキシー
- 伝染性単核球症
- Basedow 病
- 皮膚筋炎
- 悪性リンパ腫
- 全身性エリテマトーデス
- 成人 Still 病
- IgG4 関連疾患
- 木村病

解説

両側眼瞼腫脹と発熱が併発している場合は，アナフィラキシー，伝染性単核球症，Basedow 病，皮膚筋炎，悪性リンパ腫などが頻度の高い鑑別疾患となる。

　両側眼瞼腫脹は心不全，ネフローゼ症候群，肝不全，蛋白漏出性胃腸症など静水圧および膠質浸透圧のバランスが崩れる病態が原因となることが多いが，発熱を伴う場合には感染症，自己免疫疾患，悪性腫瘍など炎症を主体とした病態を考える必要がある。アナフィラキシーの有無について評価した後に，全身の診察を行い，他の部位に所見がないかどうかを確認し，甲状腺機能，Epstein-Barr ウイルスに対する抗体，抗核抗体，抗 ARS (aminoacyl tRNA synthetase：抗アミノアシル tRNA 合成酵素) 抗体，IgG4 を含む血液検査で鑑別を進めるとよい。また，造影剤を使用した CT 検査や MRI 検査などの画像検査で眼窩周囲の軟部組織の評価を行うことも必要である。なお，最終的な確定診断のためには

涙腺や眼瞼皮膚の生検を行わなければならない場合もある。上記以外にも複数の鑑別疾患があり，下記の文献を参照されたい。

 クリニカルパール

- 両眼瞼腫脹に発熱を伴う場合，手の詳細診察の意義は大きい

● 文献
・Rafailidis PI, Falagas ME. Fever and periorbital edema：a review. Surv Ophthalmol 2007；52：422-33． PMID：17574066

8

嗅覚過敏

鑑別診断
- 副腎不全〔ACTH（副腎皮質刺激ホルモン）単独欠損など〕
- てんかん
- 片頭痛発作中
- 妊娠や妊娠悪阻
- 無菌性髄膜炎
- ライム病
- 薬剤性（メトトレキサート，レバミゾール，アンフェタミン）
- 炭化水素の吸入

解説

嗅覚障害はありふれた症状である。一方，嗅覚過敏というのはまれな症状であり，どちらかというと片頭痛やてんかんなどの中枢性疾患や妊娠や妊娠悪阻のときに起きるという印象をもたれているが，実は副腎不全，無菌性髄膜炎，薬剤性の報告もある。

　副腎不全は非特異的な精神神経症状を来すことがあり，その症状の1つに嗅覚過敏がある。副腎不全による精神神経症状のリストを下記に示す。

● 副腎不全による精神神経症状（Gen Hosp Psychiatry 2014；36：449.e3-5）
- 無快感
- 無関心
- 抑うつ，意欲の減退，
- 幻視

・不眠，嗜眠
・痛みを伴う関節のこわばり，凍結肩
・嗅覚過敏

　副腎不全以外にも，無菌性髄膜炎，ライム病などの感染症での症状やメトトレキサートによる表現(ただし，報告例は全員片頭痛の既往もち)などもあり興味深い。

クリニカルパール

● 嗅覚過敏の症状の鑑別で副腎不全を考える

● 文献
- Mishra A, Doty RL. Olfaction - Quantification and management. Indian J Otolaryngol Head Neck Surg 2001；53：178-81.　PMID：23119790
- 平尾健太郎，黄川田雅之，乙黒源英，ほか．悪心，嘔吐で発症し，うつ状態との鑑別が困難であった高齢者ACTH単独欠損症の1例．日本老年医学会雑誌 2007；44：117-21.　PMID：17337864
- Puri BK, Monro JA, Julu PO, et al. Hyperosmia in Lyme disease. Arq Neuropsiquiatr 2014；72：596-7.　PMID：25098475
- Snyder RD, Drummond PD. Olfaction in migraine. Cephalalgia 1997；17：729-32.　PMID：9399001
- Doty RL. The olfactory system and its disorders. Semin Neurol 2009；29：74-81.　PMID：19214935
- Zargari O. Methotrexate, hyperosmia, and migraine. Dermatol Online J 2006；12：28.　PMID：17459314
- Henkin RI. Hyperosmia and depression following exposure to toxic vapors. JAMA 1990；264：2803.　PMID：2232068
- Atianjoh FE, Ladenheim B, Krasnova IN, et al. Amphetamine causes dopamine depletion and cell death in the mouse olfactory bulb. Eur J Pharmacol 2008；589：94-7.　PMID：18544452
- Morigaki Y, Iga J, Kameoka N, et al. Psychiatric symptoms in a patient with isolated adrenocorticotropin deficiency：case report and literature review. Gen Hosp Psychiatry 2014；36：449.e3-5.　PMID：24725972

9

重度の治療抵抗性の鼻部瘙痒感

鑑別診断
- 脳腫瘍第4脳室浸潤（星細胞腫，グリア芽腫，乏突起膠腫，髄芽腫，転移性脳腫瘍）

解説

鼻部瘙痒感といえばアレルギー性鼻炎をまず想起するだろうが，脳腫瘍のまれな症状に治療抵抗性の重度の鼻部瘙痒感の報告がある（なお，慢性非アレルギー性鼻炎は瘙痒感は来しにくいといわれている）。

　Adreevらが脳腫瘍と皮膚症状の関連を調べた報告がある。それによると脳腫瘍がある77人中13人で瘙痒症状があり，6人に鼻孔のかゆみの症状があった。脳腫瘍と瘙痒の関連は不明だが，抗ヒスタミン薬による治療に反応せず腫瘍の治療により症状が改善/消失しうる。これらはcentral pruritus（中枢性瘙痒）といわれ，ほかにも多発性硬化症などの報告も散見される。

　鼻孔のかゆみの症状がある6人は全員第4脳室への浸潤があった。瘙痒症状は非常に強く持続性である。何時間も引っ掻いており，意識がない状態でも鼻孔を引っ掻き，拘束されている状況でも鼻を枕に擦ったりするといわれている。

　そのほか脳腫瘍に関連する皮膚症状には色素沈着や角質の変化がある。同文献によると77人中7人で色素沈着があった。2人は脳腫瘍の症状と同時に白斑が出現し，5人は顔面が黒ずむような色素沈着があった。皮膚の色素沈着はParkinson病や脳炎でも報告がある。角質の変化は77人中4人に認められた。2人は掌と足底の軽度の角質増殖を生じ，2人は皮膚の魚鱗性萎縮を認めた。

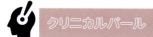

- 中枢性瘙痒は第4脳室周辺の病変が多く報告されるが，解剖学的診断は時にデルマトームと一致しない

● 文献
- Adreev VC, Petkov I. Skin manifestations associated with tumours of the brain. Br J Dermatol 1975 ; 92 : 675-8. PMID : 1182081
- Yonova D. Pruritus in certain internal diseases. Hippokratia 2007 ; 11 : 67-71. PMID : 19582180

10

耳たぶのシワ

鑑別診断
・冠動脈疾患

解説

耳たぶのシワ(diagonal ear-lobe crease：DELC)は Frank sign といわれ，冠動脈疾患との関連が示唆されている。1973 年に *New England Journal of Medicine*(NEJM)における Frank の冠動脈疾患治療施設に入院した者を対象とした研究で，耳たぶのシワがあると動脈硬化疾患のリスクが高い(47％ vs. 30％)と報告とされたのが始まりである。現在では Frank sign ないし耳たぶのシワといわれている。なお，うっ血性心不全で死亡したと考えられる第 14 代ローマ皇帝のハドリアヌス帝の像には，耳たぶのシワが刻まれている(図)。

　高血圧や喫煙などの心血管リスクの因子とは関係なく独立して冠動脈疾患と関連しているといわれ，近年のメタアナリシスでは感度 62％，特異度 67％，OR 3.3 で冠動脈疾患を示唆する報告があり，DELC がある人に対して冠動脈 CT を行った研究では，胸痛の症状に有意差はなく冠動脈疾患に OR 1.8〜3.3 で関連があったとされている。また，頸動脈病変との関連を示唆する研究もある。

クリニカルパール

- 耳たぶのシワがある人が胸痛や呼吸困難で受診した場合は心血管イベントを強く疑う

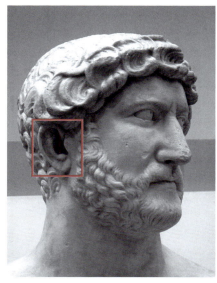
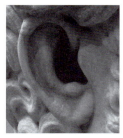

図　ハドリアヌス帝の像
(写真素材：Depositphotos)

● 文献
- Frank ST. Aural sign of coronary-artery disease. N Engl J Med 1973；289：327-8．PMID：4718047
- Lucenteforte E, Romoli M, Zagli G, et al. Ear lobe crease as a marker of coronary artery disease：a meta-analysis. Int J Cardiol 2014；175：171-5. PMID：24866080
- Shmilovich H, Cheng VY, Rajani R, et al. Relation of diagonal ear lobe crease to the presence, extent, and severity of coronary artery disease determined by coronary computed tomography angiography. Am J Cardiol. 2012；109：1283-7．PMID：22335855
- Shrestha I, Ohtsuki T, Takahashi T, et al. Diagonal ear-lobe crease is correlated with atherosclerotic changes in carotid arteries. Circ J. 2009 Oct；73：1945-9．PMID：19644217

11

耳が赤くて痛い

鑑別診断
- 外傷
- 耳介丹毒
- 耳介軟骨膜炎
- 接触性皮膚炎
- 脂漏性皮膚炎
- Hansen病
- Ramsay-Hunt症候群
- red ear症候群（RES）
- 耳の肢端紅痛症
- 再発性多発軟骨炎

解説

耳が赤くて痛いという症状自体はまれであり，著者らの経験に基づくと日常診療で遭遇するのは感染症であることが多い。感染症としては軟骨炎や耳介丹毒などが主になる。耳介には皮下組織がないため蜂窩織炎は起こらず，耳介丹毒で耳が赤くなるものは Milian's ear sign と呼ばれる。なお，再発性多発軟骨炎は軟骨の炎症なので耳たぶはスペアされるのが特徴的で診断に有用とされる。

　上記のコモンな感染症の可能性や接触性皮膚炎など他の疾患可能性が低く，再発性の耳介発赤を伴う痛みがある場合は，red ear症候群（red ear syndrome：RES）や耳の肢端紅痛症などのまれな疾患の鑑別になる。肢端紅痛症は手と足に生じることが主で，耳に生じることはまれである。RES と耳の皮膚紅痛症の鑑別は難しく表1が鑑別に参考になる。

● RESの臨床像

RES はまれだが再発性の耳介発赤を伴う痛みがある場合は鑑別に挙がるが，非常にまれである。痛みを感じる部位は耳介や耳たぶ，あごや頬や後頭部に放散することもある。片側性が62％，両側性が31％，6％

表1 RESと耳の皮膚紅痛症の鑑別

	RES	耳の皮膚紅痛症
左右差	片側性＞両側性	両側性＞片側性
頻度	さまざま	さまざま
発作の期間	数分～数時間	数分
起きやすい時間	1日の後半	1日の後半
冷却による改善	±	＋
加熱による増悪	±	＋

(Brill J, Funk B, Thaçi D, et al. Red ear syndrome and auricular erythromelalgia : the same condition? Clin Exp Dermatol 2009 ; 34 : e626-8. PMID：19489849 の Table 1 より)

表2 一次性RESの診断基準

A. B～Eを満たす発作が20回以上
B. 発作時間は4時間以内に終わる
C. 耳の痛みは下記の特徴2つ以上を満たす
　・焼けるような痛み　　・軽度～中等度
　・片側性　　・皮膚や熱の刺激で起きる
D. 痛みは外耳の発赤を伴う
E. 発作は1日1回以上で発生するがそれ以下のこともある
F. 他の障害に起因していない

(Lambru G, Miller S, Matharu MS. The red ear syndrome. J Headache Pain 2013 ; 14 : 83. PMID：24093332 の Table 3 より)

が両方のパターンをとる。痛みは不快感程度の報告が多いが中等度～重度の報告もある。30～60分で発作が終わることが多く，63％は4時間以内で，数秒や4時間以上の報告もある。頻度は1日1～20回，月1～6回程度の者もいる。トリガーなしに発症することもあれば，耳の刺激，発熱，運動，頸部の動きなどがトリガーで発症することもある。

　RESには一次性と二次性があり，微妙に臨床像が異なる。一次性の診断基準を表2，一次性と二次性の臨床像の違いを表3，二次性の原因疾患を表4に示す。二次性RESの検索には頭部と頸椎のMRIと歯科の評価が推奨される。

表3　一次性と二次性の臨床像の違い

	一次性	二次性
発症年齢	34歳（5〜74歳）	45歳（9〜76歳）
性差	男性49％，女性51％	男性35％，女性65％
毎日起きる頻度	53％	77％
発作が4時間未満	94％	68％
誘因	22％	69％
片頭痛の既往	81％	23％

（Lambru G, Miller S, Matharu MS. The red ear syndrome. J Headache Pain 2013；14：83. PMID：24093332のTable 4より）

表4　二次性RESの原因

- 上部頸椎由来：C2-3の椎間関節の肥大，C1-4の変性，C4神経根の狭小化，脊髄軟化症，Chiari 1型奇形，慢性のむちうち，椎骨動脈とC3神経根間の神経血管圧迫
- 脳神経や頸部神経痛：非典型的舌咽神経痛，非典型的三叉神経痛，C3神経痛
- 顎関節機能不全
- 視床症候群
- 帯状疱疹
- 頸動脈小体の多形腺腫

（Lambru G, Miller S, Matharu MS. The red ear syndrome. J Headache Pain 2013；14：83. PMID：24093332のTable 1より）

クリニカルパール

- RESは熱・炎症反応の精査でみつかることが多い。末梢の軟骨部をくまなく探ることがポイントである

● 文献

- Lambru G, Miller S, Matharu MS. The red ear syndrome. J Headache Pain 2013；14：83. PMID：24093332
- Brill J, Funk B, Thaçi D, et al. Red ear syndrome and auricular erythromelalgia：the same condition? Clin Exp Dermatol 2009；34：e626-8. PMID：19489849
- Matsuura H, Senoo A, Saito M, et al. Milian's ear sign. QJM 2017 Dec 22. PMID：29309645

12

外耳道の骨隆起

鑑別診断
・サーファーや水泳選手など頻回の冷水曝露がある者

解説
医学的な病名は外耳道外骨腫（exostoses of external auditory canal）になる。外耳道に長期間冷水刺激が加わることにより骨増殖性隆起が生じ，外耳の通り道を狭くすることにより聴覚障害や中耳炎などの症状を起こしうる。外見上は正常である。

頻回の冷水曝露があれば起きるので，水泳選手，潜水夫，ダイバー，サーファーなどで好発する。特にサーファーに好発するためsurfer's earともいわれている。

日本のプロサーファーの80％にあるといわれ，5年以上で発症し始める。暖かい海岸（31％）よりも寒い海岸（53％）において重症例が多かったという。予防にイヤープラグ（耳栓）が有用といわれている。

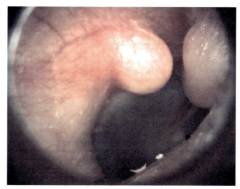

図　耳鏡検査で見た右耳の外耳道外骨腫

(Hirose Y, Shikino K, Ikusaka M. Surfer's ear and external auditory canal exostoses. QJM 2016；109：759. PMID：27516233 の Figure 1 を Oxford University Press の許可を得て転載)

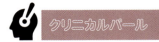

- サーフィン後の一見明らかな誘因がない症状の多くは，何らかの刺激曝露関与がある

● 文献
- Umeda Y, Nakajima M, Yoshioka H. Surfer's ear in Japan. Laryngoscope 1989 ; 99 : 639-41. PMID：2725159
- Okuyama Y, Baba A, Ojiri H, et al. Surfer's ear. Clin Case Rep 2017 ; 5 : 1028-9. PMID：28588862
- Lauenstein AS, Stettner M, Kieseier BC, et al. Treating neuromyelitis optica with the interleukin-6 receptor antagonist tocilizumab. BMJ Case Rep 2014 ; pii : bcr2013202939. PMID：24671322
- Chalkia AK, Spandidos DA, Detorakis ET. Viral involvement in the pathogenesis and clinical features of ophthalmic pterygium (Review). Int J Mol Med 2013 ; 32 : 539-43. PMID：23856952
- Lee RU, Woessner KM, Mathison DA. Surfer's asthma. Allergy Asthma Proc 2009 ; 30 : 202-5. PMID：19463209
- Fabian RH, Norcross KA, Hancock MB. Surfer's neuropathy. N Engl J Med 1987 ; 316 : 555. PMID：3027563
- Freedman BA, Malone DG, Rasmussen PA, et al. Surfer's Myelopathy : A Rare Form of Spinal Cord Infarction in Novice Surfers : A Systematic Review. Neurosurgery 2016 ; 78 : 602-11. PMID：27082966
- Chang CW, Donovan DJ, Liem LK, et al. Surfers' myelopathy : a case series of 19 novice surfers with nontraumatic myelopathy. Neurology 2012 ; 79 : 2171-6. PMID：23152585
- Hirose Y, Shikino K, Ikusaka M. Surfer's ear and external auditory canal exostoses. QJM 2016 ; 109 : 759. PMID：27516233

サーファーゆえに生じた(？)疾患

1. 翼状片
翼状片の原因に紫外線曝露やヒトパピローマウイルス(human papillomavirus：HPV)などのウイルス感染の関連が指摘されている。サーファーは紫外線曝露をするため翼状片を起こしやすいといわれている。

2. 後天性先端骨溶解症
右の2番目と3番目のつま先にスポーツ関連の反復外傷の合併症として後天性先端骨溶解症を生じた症例の報告がある。

3. 喘息発作
サーフィンをしているときに喘息が起きたり起きなかったりする。調べてみた結果，最終診断は赤潮中のエアゾル化したブレベトキシンへの曝露による喘息だった。

4. 伏在神経麻痺
サーフィングをするときの膝下の圧迫による伏在神経麻痺の報告がある。

5. 脊髄症(surfer's myelopathy)
1976年にThompsonによって初めて報告された。
- 既往のない若年の初心者のサーファーに発症する非外傷性の胸髄の損傷
- 平均年齢は25.9歳(15〜46歳)，80％が男性
- 症状は背部痛から始まり1時間以内に急速に進行する
- 背部痛は軽度〜重度までさまざま
- 胸髄以下の感覚障害を生じ，解離性感覚が31％で伴う
- 完全な麻痺は52％
- MRIでは24〜72時間以内に信号変化が生じる

大動脈解離術後に生じる脊髄虚血に臨床像が類似しており，MRI所見も脊髄梗塞に似ているため虚血性の原因が考えられている。

13

外耳道後壁の感覚過敏

鑑別診断
・聴神経腫瘍

解説
顔面神経の感覚枝は舌の前 2/3 の味覚，外耳道や耳介，耳の後ろ部分の表在感覚を司っている。感覚神経は運動神経より圧迫による影響を受けやすいので，聴神経腫瘍で顔面麻痺の前に難聴，耳鳴り，内耳炎を来すことがある。

聴神経腫瘍による圧迫から生じる外耳道後壁の感覚過敏（Hitselberger 徴候）は早期徴候として報告された。感度 59 ～ 88％，特異度 87％という報告もある。

● 聴神経腫瘍の症状
・蝸牛症状（聴力低下と耳鳴り）：95％
・前庭障害：61％
・三叉神経障害：9％
・顔面神経障害：6％

ただし，難聴の自覚は 2/3 程度。また，3％ほど突発性難聴様に聴力が低下する症例もある。

 クリニカルパール

● 舌の味覚異常が前側か，後ろ側かについて患者は比較的明確に答えられるものであり，前側の場合，唯一の顔面神経麻痺の所見の表現とい

うこともある

● 文献

- Hitselberger WE, House WF. Acoustic neuroma diagnosis. External auditory canal hypesthesia as an early sign. Arch Otolaryngol 1966 ; 83 : 218-21. PMID：5904042
- Grey P. The clinical significance of the communicating branches of the somatic sensory supply of the middle and external ear. J Laryngol Otol 1995 ; 109 : 1141-5.　PMID：8551142
- Matthies C, Samii M. Management of 1000 vestibular schwannomas（acoustic neuromas）: clinical presentation. Neurosurgery 1997 ; 40 : 1-9.　PMID：8971818

14

舌が鼻につく

鑑別診断
・Ehlers-Danlos 症候群

解説

舌の先端が鼻に触れるのはいわゆる Gorlin 徴候で Ehlers-Danlos 症候群の患者の半数にみられる。ただし，健常者でも 8 〜 10％で可能といわれている。

Ehlers-Danlos と顎関節症は関連があり，顎関節症の患者で Gorlin 徴候が陽性であれば Ehlers-Danlos 症候群を考慮する。

Ehlers-Danlos 症候群はコラーゲン分子またはコラーゲン成熟過程に関与する酵素の遺伝子変異に基づく皮膚や関節の過伸展性と，血管や臓器などさまざまな組織の脆弱性を特徴とする遺伝性疾患である。頻度は 1/5,000 で存在するといわれ，6 つの大病型(古典型，関節型，血管型，後側弯型，多発関節弛緩型，皮膚弛緩型)や D4ST1 欠損に基づく病型 (DDEDS：古庄型)などさまざまな病型がみつかっている。古典型，関節型，血管型，多発関節弛緩型は常染色体優性遺伝，後側弯型，皮膚弛緩型，古庄型は常染色体劣性遺伝の形式をとる。

そのほかに Ehlers-Danlos 症候群にみられる過伸展による特徴的な徴候として，
・Méténier 徴候：上眼瞼が簡単に外反する
・Reverse Namaskar 徴候：背中でナマステのサインができる
などがある。

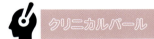

- 顎関節症の患者で舌が鼻につく（Gorlin 徴候が陽性）場合は Ehlers-Danlos 症候群を考慮する

● 文献
- Kassam K. Gorlin's sign. BMJ 2014 ; 348 : g1786.
- Taj FT, Sajjan VV, Singh D. Ehlers-Danlos syndrome. Indian Dermatol Online J 2014 ; 5 : S68-S70. PMID : 25506578
- 難病情報センター．エーラス・ダンロス症候群（指定難病 168）（www.nanbyou.or.jp/entry/4802）．閲覧日：2018/06/15

15

巨舌

鑑別診断
・アミロイドーシス

解説
巨大舌の原因は舌筋の肥大や過形成，二次的な組織による浸潤などであるが，それ以外に Down 症や Pierre Robin 症候群などは下顎症による見かけ上の拡大で巨舌に見えることもある。成人で多いのはアミロイドーシスで，小児でよくあるのは甲状腺機能低下症，リンパ管腫，血管腫，特発性過形成，代謝性障害，Beckwith-Wiedemann 症候群を含む染色体異常などである。

巨大舌の鑑別は主に下記のようなカテゴリーに分かれる。

- 感染症：梅毒，結核
- 血管疾患：血管浮腫
- 膠原病：多発筋炎，巨細胞性動脈炎，尋常性天疱瘡
- 神経筋疾患：筋萎縮性側索硬化症(amyotrophic lateral sclerosis：ALS)，Duchenne 型筋ジストロフィー
- 代謝性疾患：甲状腺機能低下症，先端巨大症
- 腫瘍：悪性リンパ腫，舌癌，腺様嚢胞癌，嚢胞性リンパ管腫，舌甲状腺腺管嚢胞，神経線維腫，顆粒状細胞腫瘍，横紋筋肉腫，奇形腫，血管腫，脂肪腫
- 外傷：口蓋形成術後，後頭蓋術後，脳幹損傷
- 薬剤性：フェニトイン，メチルプレドニゾロン

遺伝性疾患の鑑別は非常に多彩なので割愛する。

上記の鑑別には経過や画像検査が重要である。数時間の経過であれば

血管浮腫,外傷,炎症性などの原因が考えられる.

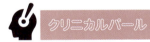
クリニカルパール

- 成人の巨大舌はアミロイドーシスや甲状腺機能低下症も考えるが,その他の鑑別は想像以上に多彩である

● 文献
- Murthy P, Laing MR. Macroglossia. BMJ 1994 ; 309 : 1386-7. PMID : 7819836
- Weiss LS, White JA. Macroglossia : a review. J La State Med Soc 1990 ; 142 : 13-6. PMID : 2230521
- Kovach TA, Kang DR, Triplett RG. Massive macroglossia secondary to angioedema : a review and presentation of a case. J Oral Maxillofac Surg 2015 ; 73 : 905-17. PMID : 25883001
- Chauvet E, Sailler L, Carreiro M, et al. Symptomatic macroglossia and tongue myositis in polymyositis : treatment with corticosteroids and intravenous immunoglobulin. Arthritis Rheum 2002 ; 46 : 2762-4. PMID : 12384936
- Helfrich DJ, Mulhern LM, Luparello FJ, et al. Giant cell arteritis of the tongue presenting as macroglossia. J Rheumatol 1988 ; 15 : 1026-8. PMID : 3418626
- Milgraum SS, Kanzler MH, Waldinger TP, et al. Macroglossia. An unusual presentation of pemphigus vulgaris. Arch Dermatol 1985 ; 121 : 1328-9. PMID : 4037830
- McKee HR, Escott E, Damm D, et al. Macroglossia in amyotrophic lateral sclerosis. JAMA Neurol 2013 ; 70 : 1432-5. PMID : 24042440
- Renard D, Humbertclaude V, Labauge P. Macroglossia in adult Duchenne muscular dystrophy. Acta Neurol Belg 2010 ; 110 : 288. PMID : 21114144
- Cheng LH, Lee JC, Kao CH, et al. Lymphangiomatous macroglossia associated with extensive cervicomediastinal cystic hygromas. J Chin Med Assoc 2013 ; 76 : 653-6. PMID : 24012214
- Luna Ortiz K, Carmona Luna T, Herrera Gómez A, et al. Macroglossia caused by adenoid cystic carcinoma. Case report. Med Oral Patol Oral Cir Bucal 2008 ; 13 : E395-7. PMID : 18521061
- Sellitti A, Furino E, Nasto A, et al. Role of the haemodynamic mapping in varicose vein surgery of lower limbs. Ann Ital Chir 2016 ; 87 : 392-5. PMID : 27681118
- Uguru C, Edafioghor F, Uguru N. Lymphangioma of the tongue with macroglossia : a case report. Niger J Med 2011 ; 20 : 166-8. PMID : 21970281

- Kulkarni K, Mane S, Rumane N, et al. A rare case of giant tongue teratoma : Anesthetic management in low resource settings. Paediatr Anaesth 2017 ; 27 : 1168-9.　PMID : 29030931
- Baraka A. A simple approach to airway management in a child with a giant tongue hemangioma--a case report. Middle East J Anaesthesiol 2007 ; 19 : 469-70.　PMID : 17684885
- Junghaenel S, Keller T, Mischkowski R, et al. Massive macroglossia after palatoplasty : case report and review of the literature. Eur J Pediatr 2012 ; 171 : 433-7.　PMID : 21912891
- Iwuchukwu I, Ardelt A, Cueva W, et al. Macroglossia associated with brainstem injury. Neurocrit Care 2014 ; 20 : 106-10.　PMID : 24002892
- Igneri LA, Czosnowski QA, Whitman CB. Methylprednisolone sodium succinate-associated macroglossia in a critically ill patient. Pharmacotherapy 2013 ; 33 : e14-8.　PMID : 23386601
- Mondal R, Sarkar S, Sabui T, et al. Phenytoin induced life threatening macroglossia in a child. J Neurosci Rural Pract 2013 ; 4 : 75-7.　PMID : 23546362

16

舌が焼けるように痛い

鑑別診断
・口腔内灼熱症候群(BMS)

解説
口腔内灼熱症候群(burning mouth syndrome：BMS)は実はそれなりの頻度(後述)で認められ見逃されている可能性のある疾患であり，知っていればSystem 1(直観的診断)で診断できるuncommon diseaseのため，ぜひとも存在は知っておきたい疾患である。

　BMSにはさまざまな定義があるが，肉眼的に明らかな粘膜病変を認めないにもかかわらず，舌や口腔のびまん性の灼熱感やしびれなどの不快な異常感覚が持続している状態を指す。

　疫学は研究によって幅があるが，0.7～15％にあるといわれている。27～87歳に生じ，平均年齢は61歳，基本的に年齢とともに罹患率が上昇するが，若年の男性や女性でもありうる。ほとんどの報告で女性が5～7倍と多く，閉経後3～12年後の発症が多い。閉経後の女性では12～18％という報告や，BMSの9割が閉経後の女性という報告もある。

　発症は緩徐に出ることもあるが，歯科処置，外傷，新しい薬剤，疾患，ストレスなどに起因して急性発症することもある。症状は灼熱感のような慢性疼痛で程度は中～強程度，2/3程度で口腔乾燥，1～7割程度で味覚変化(苦味や金属性)などを伴う。ストレスやだるいときに症状が増悪し，食事や飲水で症状は改善することがある。ほとんどの患者は熱いもの，スパイシーなもの，酸性のもの，アルコールを避けるようになる。症状は基本的に両側性で，痛みは連続的だったり間欠的だったり

する。68％の症例が舌に限局し，通常は前2/3の部分，頬粘膜や口腔内は影響を受けないことが多い。片側性の場合は他の疾患を考える。

BMSを症状に基づいて以下の3つに分類する方法もある。
・type 1(35％)：起床時は症状なく徐々に増悪し，夜間に症状が変化する，栄養欠乏や糖尿病に関連する
・type 2(55％)：日中に症状が持続し夜間はない，慢性的な不安に関連する
・type 3(10％)：症状がない日が散在する断続的な症状，食事やアレルギーに関連する

BMSでは，不安，抑うつ，身体化，心気症，癌恐怖症，不眠症などの心理社会的な合併症が85％で起こり，抑うつが50％以上で合併するという報告もある。人格(パーソナリティ)障害との関連を報告する研究もある〔特にA群(奇異型)〕。

BMSの診断では二次的な要因を除外するのが重要である(下記参照)。システムレビュー(review of systems：ROS)を含む病歴，歯科的な評価，生活習慣(噛み合わせ，歯ぎしり，食いしばり，唇なめ，舌突出癖など)，心理社会的な評価，上気道感染の既往，中耳疾患，前庭神経を損傷する可能性のある手術歴の聴取などを行う。食事の習慣や口腔ケア製品の使用歴の聴取は非常に重要である。パッチテストで亜鉛，コバルト，水銀，金，パラジウムなどの歯科用金属が同定されることや，シナモン，ニコチン，ソルビン酸，安息香酸，プロピレングリコールなどへのアレルギー反応が出ることもある。

● BMSの診断基準
1. 毎日続く深部両側口腔粘膜の灼熱感
2. 少なくとも4〜6か月
3. 一定強度ないし日中に増悪
4. 悪化することはない，食事や飲水で改善することもある

5．睡眠への干渉はない

　追加の基準として，嚥下障害，口腔乾燥症，感覚／味覚変化，気分障害や精神状態の変化などがある。

　BMSでは除外診断のために二次性の疾患の除外が必要である。

● 二次性BMSの原因になる疾患
- 栄養欠乏：ビタミン欠乏症(ビタミンB_1，B_2，B_6，B_{12})，亜鉛欠乏，鉄欠乏，葉酸欠乏
- 感染症：口腔カンジダ症やほかのウイルス感染
- 口内乾燥症：Sjögren症候群や薬剤性
- 薬剤性：アンジオテンシン変換酵素(angiotensin converting enzyme：ACE)阻害薬，アンジオテンシン受容体拮抗薬(angiotensin II receptor blocker：ARB)，ネビラピン，エファビレンツ，レボドパ，トピラマート
- 全身性疾患：糖尿病，甲状腺機能異常
- 粘膜疾患／局所性疾患：扁平苔癬，化学的／金属的な刺激，アレルギー

　BMSのmimickerとなる疾患は口内炎，非典型顔面痛，非典型歯痛，特発性顔面関節痛，類天疱瘡，天疱瘡，口腔内の悪性腫瘍，聴神経腫瘍，義歯や歯の修復不全，ヘルペス感染症，手術による神経損傷などが挙げられている。基本的にBMSでは舌の所見は正常であり，舌に所見があれば局所性疾患の評価が望ましいし，痛みの経過が非典型的であればCTやMRIによる脳や脳幹部の画像評価を行う。経過によってはアレルゲンテストや口腔乾燥の評価が有用なこともある。

　治療にはクロナゼパム，αリポ酸，ガバペンチン，プレガバリン，セロトニン・ノルアドレナリン再取り込み阻害薬(serotonin noradrenaline reuptake inhibitor：SNRI)，三環系抗うつ薬(tricyclic antidepressant：TCA)などさまざまな薬が推奨されている。予後は，昔は

rule of 3's といわれ，1/3 は自然に寛解，1/3 は中等度の改善，1/3 は不変とされていたが，最近の研究では自然寛解は 10％，中等度の改善が 26％，37 〜 56％が不変，15 〜 26％が症状増悪という報告もある．

 クリニカルパール

- 「閉経後女性の口腔内の灼熱感」は System 1 で BMS を想起する．見た目は正常でも口腔カンジダによる BMS のこともある

● 文献
- Scala A, Checchi L, Montevecchi M, et al. Update on burning mouth syndrome : overview and patient management. Crit Rev Oral Biol Med 2003 ; 14 : 275-91.　PMID：12907696
- Bender SD. Burning Mouth Syndrome. Dent Clin North Am 2018 ; 62 : 585-96.　PMID：30189984
- Gurvits GE, Tan A. Burning mouth syndrome. World J Gastroenterol 2013 ; 19 : 665-72.　PMID：23429751
- Sun A, Wu KM, Wang YP, et al. Burning mouth syndrome : a review and update. J Oral Pathol Med 2013 ; 42 : 649-55.　PMID：23772971

17

舌に亀裂がある

鑑別診断
- 21 トリソミー
- 差し歯使用
- 口腔内カンジダ症
- 乾癬
- 化学療法の副作用
- 肉芽腫性炎症性疾患(Melkersson-Rosenthal 症候群，サルコイドーシス，Crohn 病など)
- Sjögren 症候群
- 先端巨大症

解説

舌に溝がみられる状態を溝状舌(fissured tongue)と呼ぶ。基本的には良性で非特異的変化であるが，痛みを伴う場合は口腔内カンジダ症との関連が示唆されている。また，乾癬や肉芽腫性炎症性疾患などの全身疾患との関連も示唆されている。

　溝状舌は一般人口の 10 〜 20％に認められるとされ，男性に多い。溝状舌になるかどうかは遺伝的要素が強いと考えらえているが，小児では少なく加齢によって明らかに増えることもわかっている。その他，発生リスクとして喫煙が知られている。外胚葉由来である舌の前方 2/3 にしか生じず，後方 1/3 には起こらない。一般的には中央の縦状の中心溝から始まり，そこから放射状に広がるように横の溝も生まれる。深さはさまざまであるが，6 mm にも及ぶ場合もある。生検をすると炎症細胞浸潤が認められるが，基本的には良性のもので，治療を必要としない。食事が挟まって残るようになると炎症が起きるため，口腔ケアが重

要である。また，舌に痛みを伴う場合には *Candida* 感染の合併を考え，カンジダ症としての治療も検討する。さらに，他の全身症状を伴う場合には肉芽腫性炎症性疾患等も検索することを検討する。

 クリニカルパール

- 喫煙者の溝状舌を観察するときは舌縁部も観察すること。喫煙は舌癌のリスクでもある

● 文献
- Filipp A. Frequency of fissured tongue(lingua plicata)as a function of age. SWISS Dental Journal SSO 2016；126：886-91.
- Picciani BL, Souza TT, Santos Vde C, et al. Geographic tongue and fissured tongue in 348 patients with psoriasis：correlation with disease severity. ScientificWorldJournal 2015；2015：564326. PMID：25685842
- Ching V, Grushka M, Darling M, et al. Increased prevalence of geographic tongue in burning mouth complaints：a retrospective study. Oral Surg Oral Med Oral Pathol Oral Radiol 2012；114：444-8. PMID：22901641
- Reamy BV, Derby R, Bunt CW. Common tongue conditions in primary care. Am Fam Physician 2010；81：627-34. PMID：20187599
- Dudko A, Kurnatowska AJ, Kurnatowski P. Prevalence of fungi in cases of geographical and fissured tongue. Ann Parasitol 2013；59：113-7. PMID：24881280

18

黒い舌

鑑別診断
- 喫煙
- 薬剤性（特に抗菌薬）
- 副腎不全

解説

人種によって多少の差はあるが，黒い舌はメラニンの色素沈着によって起こる．原因として多いのは喫煙や抗菌薬だが，副腎不全の全身症状に先行して舌の色素沈着が先行する症例もある．

黒い舌の鑑別診断を下記に示す．

- 薬剤性：ステロイド，ランソプラゾール，メチルドパ，次硝酸ビスマス製剤，インターフェロン（IFN），リバビリン，ドキソルビシン，ペニシリン，セファロスポリン系薬，クラリスロマイシン，サルファ剤，テトラサイクリン，リネゾリド
- 代謝性疾患：Addison病，ペラグラ，Laugier-Hunziker-Baran症候群（唇，口腔粘膜，指趾尖部や爪の後天性色素斑と他臓器病変を伴わない良性疾患），Peutz-Jeghers-Touraine症候群
- 外因性：アマルガム，喫煙，コカイン吸入，ヘロイン蒸気曝露，メタクロロ蒸気曝露

クリニカルパール

- 舌の色素沈着の原因で多いのは喫煙と薬剤性だが，副腎不全を忘れないこと

● 文献

- Jover-Diaz F, Cuadrado-Pastor JM, Talents-Bolos A, et al. Black tongue associated with linezolid. Am J Ther 2010 ; 17 : e115-7.　PMID : 20634649
- Ma DL, Vano-Galvan S. Hyperpigmentation in Laugier-Hunziker syndrome. CMAJ 2011 ; 183 : 1402.　PMID : 21825050
- Cohen PR. Black tongue secondary to bismuth subsalicylate : case report and review of exogenous causes of macular lingual pigmentation. J Drugs Dermatol 2009 ; 8 : 1132-5.　PMID : 20027942
- Shimizu T, Tokuda Y. Hairy tongue. BMJ Case Rep. 2012 Oct 6 ; 2012. pii: bcr0220125755. doi: 10.1136/bcr-02-2012-5755.　PMID : 23045436

19

歯肉の青紫色のライン

鑑別診断
- 鉛中毒などの重金属中毒
- ミノサイクリンなどの薬剤性

解説
歯肉の青紫色のライン，いわゆる Burton 線は鉛中毒でみられる所見である。

口腔細菌によって放出された硫黄イオンが鉛との反応により歯と歯肉の接合部に硫化鉛が蓄積することで起こり，1840 年に Henry Burton（1799〜1849 年）によって報告された。

鉛中毒以外の重金属中毒やミノサイクリンでも似たように歯肉組織が青みがかることがある。鑑別のリストを表1に示す。基本的に薬剤に関連する口腔粘膜の変色は青灰色や青黒色が多く，ほとんどは硬口蓋のみが障害され，歯肉には起こりにくい。ミノサイクリンは口腔粘膜や舌粘膜の色素沈着を起こしうる。

● 鉛中毒に関して
鉛の曝露は職業曝露以外にも鉛のはんだ付けや釣り道具，アーユルヴェーダなどの健康食品でも摂取は起こりうる(表2)。アーユルヴェーダはハーブ，ミネラル，（鉛を含む）重金属，動物の製品を使うインドの伝統的な医療であり，国家資格にもなっている。小児はいろいろなものを噛むことによる摂取のリスクがある(先進国ではそもそも製品に含まれないようになっている)。

表1　青みがかった歯肉組織の鑑別

- 鉛中毒
- 銀中毒
- 金沈着
- ビスマス口内炎
- アマルガム入れ墨（水銀＋他の金属の合金）
- 副腎不全 / Addison 病
- 壊血病
- Kaposi 肉腫
- 喫煙者のメラノーシス
- 色素細胞母斑
- 口腔メラノーマ
- ミノサイクリンによる色素沈着
- 生理的な色素沈着

(Khosrojerdi H, Sarabadani J. Bluish discoloration of periodontal tissue. Asia Pacific Journal of Medical Toxicology 2012；9：38-40 をもとに作成)

表2　鉛曝露のリスクがあるもの

- 職業：配管工，配管工事，鉛鉱夫，鉛精錬所や精製業者，修理業者，ガラスメーカー，造船所，プリンター，プラスチックメーカー，警察官，鋼溶接や切断，建設関係（特に改築や修繕），ゴム製品メーカー，ガソリンスタンド，バッテリーメーカー，バッテリーリサイクル，橋の建設，射撃場の教官
- 建物：鉛含有の塗料や顔料，鉛産業や道路や家の近く，配管の浸出的，セラミック製品，有鉛ガソリン，ビニールミニブラスト
- 趣味：ガラスの器制作，射撃練習，鉛のはんだ付け，ペインティング，釣りなどによる鉛の使用，ステンドグラス制作，車やボートの修理，ホームのリフォーム
- その他：民間療法，喫煙，密造酒，ガソリンの吸引，アーユルヴェーダ

〔Goldman RH, Hu H. Adult occupational lead poisoning. In：UpToDate, Post TW(Ed), UpToDate, Waltham, MA.（閲覧日：2018/06/13）　Copyright© 2019 UpToDate, Inc. より許可を得て改変。詳細は www.uptodate.com を参照〕

　鉛は吸入により肺から吸収される場合と摂取により消化管から吸収される場合がある。成人では吸入による症例が多く，小児は消化管由来が多いとされる。ガソリンに含まれる有機鉛は皮膚から吸収されることも

ある．吸収された鉛は95％が骨，4％が脳，肝臓，心臓，1％が血液に貯蔵される（ただし，小児の場合は骨への蓄積は70％程度）．血液中の鉛の99％は赤血球に結合し，1％が血漿中に分離して軟部組織と交換する．血液中の鉛は腎臓から排泄され，半減期は約30日，骨格系の鉛は半減期が数十年と非常に長い．

　鉛中毒の症状は急性と慢性で異なる．鉛中毒が早期発見された場合，毒性作用の多くは可逆的だが，高レベルの鉛中毒や長期にわたる中毒だと中枢神経，末梢神経，腎臓や他の臓器に不可逆的な損傷を起こすことがある．

　急性曝露では主に腹痛などの消化器症状，hand drop，foot dropなどの神経筋症状を中心に貧血，関節痛，筋肉痛，頭痛，食欲不振，性欲減退，便秘，短期記憶集中の障害，過敏性，疲労感，睡眠障害，意識障害，軸索変性による筋力低下など，さまざまな症状を起こす．Burton線は急性中毒でも生じうる．赤血球の好塩基性斑点は鉛中毒でみられるが，非特異的な所見とされている．まれだが急性中毒でFanconi症候群を起こすことがある．重度の鉛中毒は80 μg/dL（3.86 μmol/L）以上でみられる．

　慢性曝露の症状は精神神経症状を含め多岐にわたる．5〜10 μg/dL程度でも遷延性の曝露であれば腎臓，心血管，認知機能そのほかの機能に影響を及ぼすといわれ，10 μg/dL以上の慢性曝露は全死亡と関連，心血管疾患，癌と関連したという報告もある．30〜70 μg/dLの慢性曝露の場合，非特異的な症状（筋肉痛，頭痛，疲労，過敏症，不眠症，食欲不振，短期記憶障害，集中困難）などの症状が出る．視力，聴力，歯など老化関連疾患，フレイルの加速，鉛腎症（近位尿細管障害によるアミノ酸尿，尿糖，高リン血症，慢性曝露による間質性腎炎，ビタミンD障害によるCa代謝障害など），悪性腫瘍との関連も示唆されている．

　加えて，慢性の鉛曝露は神経認知機能の低下，精神症状（不安，抑うつ，敵意），遠位の感覚障害や運動神経障害，聴力障害，白質病変，脳

容積の減少，脳グリオーシスの増加など，さまざまな精神神経症状を起こしうる．

　鉛は胎盤通過性があるため，妊婦の鉛曝露は流産，死産，早産，胎児の認知や行動異常，体重減少につながる．過去の曝露による骨貯蔵や10〜15 μg/dL程度の濃度でもこの影響はみられるとされる．男性の慢性鉛曝露と40〜70 μg/dLは精子の形態異常，濃度低下，運動性の低下，男性内分泌能の低下などの報告がある．

　小児の発達にとって鉛の毒性はかなり危険である．小児の血中濃度は脳症と関連しており，70〜80 mg/dL以上は重大なリスクとされ，鉛中毒の神経学的後遺症はIQ低下，注意短縮，反社会的行動の増加，教育達成の低下などがある．

　診断には吸入による曝露を含め過去にさかのぼっての病歴聴取と血中濃度が重要である．鉛の血中濃度は感度，特異度ともに高く，過去数週間の曝露のよい指標で外部曝露と骨や軟部組織に貯留した鉛の内因性の放出の両方を反映する．尿や髪やほかのサンプルの鉛濃度は正確性や信頼性が低く，健康への障害と一致しない．個人差はあるが，20 μg/dL以下で頭痛，過敏性，興奮，細かい作業の遂行困難，60〜80 μg/dLで貧血，腹痛，腎不全，便秘，100 μg/dL以上で脳症と関連するといわれる．

 クリニカルパール

- 歯肉の青いライン（Burton線）が過去の金属関連の職業歴やアーユルヴェーダの摂取歴を教えてくれるかもしれない

● 文献
- BicakciS, Aslan K, Sarica Y. Permanent partial Horner syndrome due to SUNA. Eur Neurol 2007 ; 57 : 118-9.　PMID：17570919
- Babu MS, Murthy KV, Sasidharan S. Burton's line. Am J Med 2012 ; 125 :

963-4. PMID：22835464
- Aoki Y, Brody DJ, Flegal KM, et al. Blood Lead and Other Metal Biomarkers as Risk Factors for Cardiovascular Disease Mortality. Medicine(Baltimore) 2016；95：e2223. PMID：26735529
- Mărginean CO, Meliţ LE, Moldovan H, et al. Lead poisoning in a 16-year-old girl：a case report and a review of the literature(CARE compliant). Medicine (Baltimore) 2016；95：e4916. PMID：27661040
- Goldman RH, Hu H. Adult occupational lead poisoning. UpToDate. 閲覧日：2018/06/13
- Khosrojerdi H, Sarabadani, J. Bluish discoloration of periodontal tissue. Asia Pacific Journal of Medical Toxicology 2012；9：38-40.

20

再発性の口腔顔面腫脹の鑑別

鑑別診断
- 口腔顔面肉芽腫(OFG)〔スペクトルとして特発性慢性口唇腫脹(cheilitis granulomatosa)や Melkersson-Rosenthal 症候群(MRS)を含む〕
- 血管性浮腫
- 酒皶,尋常性痤瘡
- Crohn 病
- サルコイドーシス
- 接触性皮膚炎
- 剝奪性口唇炎
- 扁平苔癬
- 日光口唇炎(actinic chelitis)
- 腺性口唇炎(cheilitis glandularis)
- リンパ浮腫
- 肉芽腫性眼瞼炎
- 感染症〔結核(tuberculosis:TB),深部真菌感染症,出芽酵母,*Borrelia* 感染症,歯原性感染症〕

解説

ここでは,主に口腔顔面肉芽腫(orofacial granulomatosis:OFG)という疾患概念について解説する。OFG は口腔顔面に生じるまれな肉芽腫性疾患で 1985 年に Wiesenfeld により報告された。明確な原因は不明とされ,特発性 OFG の診断にはその他の肉芽腫性疾患(深在性真菌症,抗酸菌感染症,Crohn 病,サルコイドーシスなど)の除外が必要となる。OFG は軽度だが反復性の口腔顔面腫脹で,進行性で永続性になりうる。その他に口腔潰瘍,歯肉炎,歯肉過形成,口角炎,唇の亀裂,頰粘膜の石綿様外観などを来す。臨床症状のスペクトラムが広く,重症度もさま

ざまで，症状が出る時期もまちまちのこともある．口唇腫脹は最終的に90％以上で出現するが初期は43％という報告や，顔面神経麻痺が数か月や数年先行したり，顔面腫脹の後に出てきたりもする．再発性／慢性顔面浮腫，顔面神経麻痺，舌の亀裂の三徴を満たすものをMelkersson-Rosenthal症候群（Melkersson-Rosenthal syndrome：MRS）とし，唇の腫脹のみの症例はcheilitis granulomatosaとされているがOFGの一部と考えられているようだ．病理組織学的特徴としては非乾酪変性肉芽腫，組織浮腫，異所性リンパ管，血管周囲リンパ球浸潤などを示す．フォローアップするとのちにサルコイドーシスやCrohn病を発症するケースもある．

● 唇の腫脹

唇の腫脹は90％以上で生じる．疾患の初期段階で典型的には唇の腫脹は再発性かつ浮腫性で数日から数週間続く．経過のなかで数回の再発の後に唇の腫脹は持続性で硬化する．重度の症例では唇の亀裂，剝離，膿痂疹化を来し口腔粘膜は紅斑や粒状になる．口腔周囲は紅斑や口角炎を来しうる．腫脹が流涎や会話を阻害することはない．

● 顔面腫脹

唇以外の顔面腫脹の重症度はさまざまである．肉芽腫性眼瞼炎はOFG様症状を来しうる．なお，頸部や顎下のリンパ節腫脹は25％で起こりうる．

● 口腔内症状

特に頰の裏の粘膜を含む口腔粘膜や口唇粘膜の腫脹はOFGに特徴的で，敷石状の外観を来しうる．辺縁部や唇側の溝に辺縁隆起による慢性線状潰瘍を来し，重度の痛みを伴うことやアフタ性潰瘍を生じることもある．1/3程度で歯肉腫脹が生じ，粒状の外観になることもある．舌表層

の亀裂を来すこともある。

● 神経症状

8〜57％で顔面神経の経路における炎症や肉芽腫形成が原因で顔面神経麻痺を起こす。麻痺の程度はさまざまで基本的に片側性である。（時に数か月や数年）顔面腫脹に先行することもあれば遅れて出てくることもある。基本的に完全に回復するが，後遺症が残ることもある。顔面神経麻痺，唇の腫脹，舌の亀裂がある場合は MRS となる。顔面神経麻痺以外の神経症状（眼瞼けいれん，片頭痛様頭痛，味覚減退，舌の痛み，過敏症，発汗など）も 30％程度で生じる。

　診断は以下で行う。
1. 関連する口腔顔面症状
2. 類似する全身性疾患の除外（採血，画像，内視鏡）
　生検による非乾酪性肉芽腫の確認は有用だが必須ではない。
　二次性の除外が必須であり，評価としては以下が推奨されている。
・血算，Fe，トランスフェリン，ツベルクリン検査，胸部 X 線写真
・サルコイドーシスの可能性があればアンジオテンシン変換酵素（angiotensin-converting enzyme：ACE）の測定
・組織の線維化を伴わない再発性の浮腫であれば，C1 エラスターゼインヒビターの測定
・Crohn 病など消化管の炎症を疑うような症状や検査結果であれば，消化管内視鏡の施行
　組織所見はリンパ管拡張，真皮の浮腫，軽度の線維化，Langerhans 細胞やリンパ球浸潤を伴う複数の非乾酪性肉芽腫。PAS（periodic acid-Schiff：過ヨウ素酸シッフ反応）反応や Ziehl-Neelsen 染色は陰性。偏光光学顕微鏡も陰性である。
　ただし，症状が一致しているのであれば生検で組織学的所見がなくて

も OFG は除外できない。

　治療についてはステロイド，免疫抑制剤，腫瘍壊死因子(tumor necrotizing factor：TNF)-α 阻害薬などの内服や食事療法などの報告がある。3 週の口腔内ステロイド投与が有用であるという報告もある。

 クリニカルパール

- ステロイドで治療すべきものを感染症としてエンピリックに治療開始することはあるが，その逆は看過できない

● 文献
・Al-Hamad A, Porter S, Fedele S. Orofacial Granulomatosis. Dermatol Clin 2015；33：433-46.　PMID：26143423
・Miest RY, Bruce AJ, Comfere NI, et al. A Diagnostic Approach to Recurrent Orofacial Swelling：A Retrospective Study of 104 Patients. Mayo Clin Proc 2017；92：1053-60.　PMID：28601424

21

オレンジ色の咽頭

鑑別診断
・タンジール病

解説

　タンジール病は細胞からのコレステロール引き抜きにおいて重要なATP binding cassette transporter A1（ABCA1）の遺伝子異常が関与する常染色体劣性遺伝疾患である。突然変異の報告はない。タンジール病ではABCA1の機能喪失によりHDL（high-density lipoprotein：高密度リポ蛋白質）コレステロールが産生されず，細胞内からのコレステロール搬出が障害されるため，コレステロールエステルの沈着が起きる。扁桃に沈着するため，オレンジ色の扁桃腫大が認められる。ほかに，肝臓，脾臓，消化管，皮膚，リンパ節，骨髄，Schwann細胞に沈着する。主な臨床症状は肝脾腫，角膜混濁，若年の冠動脈疾患，最も患者に影響を与える神経障害は50％程度で発症する。神経障害は2タイプに分かれる。1つ目は末梢神経障害で遠位のしびれ，感覚障害，筋萎縮を伴う筋力低下を起こすパターン，2つ目は脊髄空洞症に類似したパターンで起きる進行性の上肢の感覚障害である。タンジール病に対して有効な薬剤はなく低脂肪食の指導となる。

　採血上では血中HDLコレステロールは3±3 mg/dLと異常低値を示し，アポA-I値も10 mg/dL以下に低下するのが特徴的である。ヘテロ接合体では血中HDLコレステロールとアポA-I値は健常者の約50％とされる。

　遺伝疾患であり家族歴の詳細な調査により診断できる可能性がある。世界的にもまれで日本では10家系程度の報告しかないが，若年性冠動

脈疾患を来すため早期の診断が重要である。

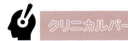

- 小児の腫大したオレンジ色の扁桃をみたらタンジール病を疑う

● 文献
- Ravesloot MJ, Bril H, Braamskamp MJ, et al. The curious case of the orange coloured tonsils. Int J Pediatr Otorhinolaryngol 2014 ; 78 : 2305-7. PMID : 25441921
- 難病情報センターのホームページ．タンジール病（指定難病261）（www.nanby-ou.or.jp/entry/4586）．閲覧日：2018/06/13
- Kang PB. Neuropathies associated with hereditary disorders. UpToDate. 閲覧日：2018/06/13

22

ガムを嚙むとあごが痛い

鑑別診断
- 巨細胞性動脈炎
- 高安病
- 腕頭動脈，総頸動脈，外頸動脈の狭窄や閉塞（動脈硬化を含む）
- 胸部大動脈解離
- アミロイドーシス
- 結節性多発動脈炎
- ANCA 関連血管炎〔多発血管炎性肉芽腫症（granulomatosis with polyangiitis：GPA），好酸球性多発血管炎性肉芽腫症（eosinophilic granulomatosis with polyangiitis：EGPA）〕
- クリオグロブリン血症
- 過敏性血管炎
- 顎関節症（関節 RA や非炎症性疾患を含む）
- 重症筋無力症
- 耳下腺腫瘍
- 糖原病（McArdle 病）
- 亜急性甲状腺炎

解説

顎跛行は巨細胞性動脈炎の 3 〜 7 割，概ね半数弱に出現するといわれている。陽性尤度比（likelihood ratio for a positive finding：LR＋）は 3.7 〜 15.7，概ね 4.2 程度とされている。症状として自覚している人はあまり多くなく，積極的な問診が必要である。（顎跛行のためか）家では軟らかいものやおかゆを食べるようにしていて，入院して普通の病院食になった途端，食事量が減ったという人もいる。

　高齢者や現代社会において咀しゃく努力の必要な食事が減っていると

いう問題から「2〜3分ガムを噛んでもらう」というチューイングガムテストという方法もある。

他に注意する点として巨細胞性動脈炎以外にも顎跛行を来す疾患はあることが挙げられる。巨細胞性動脈炎様の症状と側頭動脈の圧痛があり，生検をしたところ側頭動脈周辺のANCA(antineutrophil cytoplasmic antibody：抗好中球細胞質抗体)関連血管炎だったという症例や，動脈硬化や動脈解離の結果生じた症例，それ以外の疾患での報告もある。

ありきたりな言葉だが，あくまで検査前確率，どれくらい巨細胞性動脈炎らしさを臨床的に詰めるかが重要といえる。

クリニカルパール

- early satiety（早期腹満感）は食道・胃疾患の専売特許ではない

● 文献

- Petersen CA, Francis CE. Nonarteritic Jaw Claudication. J Neuroophthalmol 2017；37：281-4. PMID：28806315
- Smetana GW, Shmerling RH. Does this patient have temporal arteritis? JAMA 2002；287：92-101. PMID：11754714
- Kuo CH, McCluskey P, Fraser CL. Chewing Gum Test for Jaw Claudication in Giant-Cell Arteritis. N Engl J Med 2016；374：1794-5. PMID：27144869
- Hoffman GS. Giant Cell Arteritis. Ann Intern Med 2016；165：ITC65-80. PMID：27802475
- Suyama Y, Ikeda R, Tanaka S, et al. ANCA-associated small-vessel vasculitis surrounding the temporal artery. QJM 2018；111：197-8. PMID：29087502

23

片側のあごのしびれ

鑑別診断
- 転移性悪性腫瘍(乳癌，リンパ腫，前立腺癌，肺癌，腎細胞癌，消化管の癌)
- 急性白血病
- 多発性骨髄腫
- 外傷
- 巨細胞性動脈炎
- アミロイドーシス
- 多発性硬化症
- 歯周囲感染症
- 下顎骨骨髄炎

解説

片側のあごのしびれは転移性悪性腫瘍による下歯槽神経またはオトガイ神経の圧迫を示唆する徴候であり，第1に悪性腫瘍を疑う必要がある。その他，同部位の神経を障害する外傷，血管炎，アミロイド沈着または歯や骨の感染などが鑑別となる。numb chin syndrome〔NCS。numb lip syndrome(NLS)ともいう〕という呼び名で知られる。

　あごの領域は三叉神経第3枝の分枝である下歯槽神経から続くオトガイ神経によって支配されている。下歯槽神経は下顎骨内を走行し，オトガイ孔から骨を出てオトガイ神経となり下顎に分布する。理論上は，三叉神経第3枝成分の走行領域のいずれかの部位で神経が障害されるとあごのしびれが起こりうる。一般的には，下顎骨に転移した悪性腫瘍または下顎骨および周囲の炎症による神経の圧迫，白血病細胞による神経鞘への浸潤などが原因で起こる末梢性と三叉神経中枢側(頭蓋底，髄

膜，脳幹）の種々の病変が原因で起こる中枢性に分類される。症状が出現する領域が狭いために患者自身も医療者も気づきにくいが，あごのしびれが担癌患者において初期に出現する転移の徴候である可能性もあり，注意が必要である。診断のためには，頭部ガドリニウム造影 MRI（髄膜播種も検出するため）および下顎部 MRI 検査が推奨されるが，明らかな腫瘍性病変を認めないこともあり，この場合は画像検査で検出できないほどの微小病変である可能性を考える必要があるとされる。

クリニカルパール

- NCS の 19 世紀の最初の報告は下唇の知覚低下であった

● 文献
- Massey EW, Moore J, Schold SC Jr. Mental neuropathy from systemic cancer. Neurology 1981 ; 31 : 1277-81． PMID：6287347
- Peñarrocha Diago M, Bagán Sebastián JV, Alfaro Giner A, et al. Mental nerve neuropathy in systemic cancer. Report of three cases. Oral Surg Oral Med Oral Pathol 1990 ; 69 : 48-51． PMID：2153275
- Galán Gil S, Peñarrocha Diago M, Peñarrocha Diago M. Malignant mental nerve neuropathy : systematic review. Med Oral Patol Oral Cir Bucal 2008 ; 13 : E616-20． PMID：18830167
- Hirshberg A, Shnaiderman-Shapiro A, Kaplan I, et al. Metastatic tumours to the oral cavity-pathogenesis and analysis of 673 cases. Oral Oncol 2008 ; 44 : 743． PMID：18061527

24

舌と一緒に動く頸部腫瘤

鑑別診断
- 正中頸嚢胞(median cervical cyst) ＝甲状舌管嚢胞(thyroglossal duct cyst)

解説
甲状腺が形成されるときに甲状舌管という細い管が形成される．本来は甲状腺の完成とともに消失するが，消失せずに残ると嚢胞や瘻孔になる．嚢胞になったものが正中頸嚢胞ないし甲状舌管嚢胞と呼ばれる．

正中頸嚢胞は下記のような特徴をもつ．
- 甲状舌管嚢胞は発育異常による疾患で甲状舌管に残存した甲状腺組織から発生してできる
- 通常は小児期に現れ，頸部正中の腫脹の原因で75％と最多である
- ほとんどが5歳までに出現するが，成人を含め，どの年齢でも出現しうる
- 一般的なプレゼンテーションは無痛性の頸部腫瘤であり，まれに圧迫症状を起こす
- 舌の突出および嚥下で動く頸部の正中線の腫瘤病変である
- 約3/4はほぼ正中に発生するが，1/4はやや外側に位置する
- 舌骨・舌骨下レベル(75～80％)＞舌骨上レベル＞舌内(1～2％)
- 舌骨より上方は頸部正中，舌骨下はしばしば傍正中にあることが多い
- 内容は単房性のことも，多房性のこともある
- 壁肥厚や内容液の濃度上昇，壁の造影剤増強効果がみられることがある
- 舌骨上部にある場合の鑑別は喉頭蓋貯留嚢胞，口腔底の類上皮腫，皮

様囊腫である

● 小児の頸部腫瘤の鑑別
・先天性異常(甲状腺囊胞,ガマ腫,異所性甲状腺囊胞,皮様囊胞)
・感染症(頸部膿瘍)
・外傷,化膿性肉芽腫
・悪性腫瘍(リンパ腫,リンパ節腫脹,甲状腺腫瘍)
・血管異常(血管腫,リンパ管腫)

クリニカルパール

● 子どもの首のこぶが嚥下時に動くなら,それは正中頸囊胞である

● 文献
・Yaroko AA, Mohamad I, Abdul Karim AH, et al. A thyroid mass that moves with tongue protrusion : An ectopic thyroid gland. Malays Fam Physician 2014 ; 9 : 61-3. PMID : 25883768
・King IC, Brierley NA, Erdinger K. Picture quiz. A midline neck lump in a child. BMJ 2013 ; 347 : f4447. PMID : 23900812

25

首を曲げると電撃痛が全身に走る

鑑別診断
- Lhermitte 徴候
- 多発性硬化症
- ビタミン B$_{12}$ 欠乏
- 頸椎症，脊髄腫瘍，脊髄の血管奇形，Chiari 奇形，脊髄空洞症，椎間板ヘルニア，脊髄圧迫
- 急性散在性脳脊髄炎(acute disseminated encephalomyelitis：ADEM)，横断性脊髄炎，寄生虫感染，帯状疱疹，くも膜炎
- 放射線照射後
- 頭頸部外傷後
- 全身性エリテマトーデス(systemic lupus erythematosus：SLE)，Behçet 病
- 化学療法後(シスプラチン，ドセタキセル，カルボプラチン)
- アルコール性脊髄症，NO 中毒，高用量 MDMA(3,4-methylenedioxy-methamphetamine：3,4-メチレンジオキシメタンフェタミン)，選択的セロトニン再取り込み阻害薬(selective serotonin reuptake inhibitor：SSRI)離脱
- 特発性頭蓋内圧亢進症
- 硬膜外穿刺後頭痛
- 外傷

解説

Lhermitte 徴候は 1924 年に初めて報告された。首の屈曲に伴って背骨や足に電撃痛が放散する現象であり，古典的には多発性硬化症でみられる。しかし外傷や放射線照射後や頸椎ヘルニアを含むさまざまな疾患で出現しうる非特異的な所見であり，鑑別診断は上記のとおり多彩であ

る。多発性硬化症の33.3％で出現するという報告や，非特異的な圧迫性頚髄症に対して97％の特異度があるという報告もある。担癌患者で出現したら化学療法歴，放射線治療，圧迫病変の有無などの精査が必要である。

クリニカルパール

- Lhermitte 徴候を観察したら，鑑別が何であれ MRI は必要である

● 文献
- Khare S, Seth D. Lhermitte's Sign : The Current Status. Ann Indian Acad Neurol 2015 ; 18 : 154-6.　PMID：26019410
- Imai T, Tsuda E, Suzuki M, et al. Intern Med 2005 ; 44 : 153-4.　PMID：15750278
- Boland B, Mitcheson L, Wolff K. Lhermitte's sign, electric shock sensations and high dose ecstasy consumption : preliminary findings. J Psychopharmacol 2010 ; 24 : 213-20.　PMID：19240087
- Comabella M, Montalbán J, Lozano M, et al. Lhermitte's sign in pseudotumour cerebri. J Neurol 1995 ; 242 : 610-1.　PMID：8551326
- Tsuru T, Mizuguchi M, Ohkubo Y, et al. Acute disseminated encephalomyelitis after live rubella vaccination. Brain Dev 2000 ; 22 : 259-61.　PMID：10838115

26

頸部回旋で後頭部痛と舌の半分がしびれる

鑑別診断
・頸舌症候群(NTS)

解説
頸舌症候群(neck tongue syndrome：NTS)は急速な頸部回旋で引き起こされる頭痛である。片側性の後頭部痛/頸部痛と舌のしびれを生じるまれで特徴的な疾患で，1980年に初めて報告された。責任病変はC1-2椎間，C2前枝，下斜筋がある環軸スペースと考えられ，C1-2の椎間関節の一時的な亜脱臼による関節包の圧迫か，下斜筋のけいれんや高緊張によりC1-2椎間とC2前枝が狭まるという2つの機序が考えられている。

年齢は8～74歳と幅広く性差はない。基本的には，小児思春期か50歳以上の発症のことが多い。1割ほど家族性の報告もある。痛みは頸部ないし後頭部の痛みで，症例によってはあごや舌に放散する。痛みの分布は53％が頸部痛，18％は後頭部痛，29％が頸部痛＋後頭部痛であり，痛みの程度は82％が重度，18％が中等度，性状は鋭い，または刺されるような痛みと表現されることが多い。持続時間は基本的には2分以内である。舌の感覚障害は9割程度で痛みがある同側に生じ，持続時間は数秒から数分程度，引っ張られるような感覚や窒息感などを起こすこともある。嚥下障害，構音障害，耳が押される感じ，聴覚障害，指の感覚異常を伴うこともある。NTSは遺伝性，外傷関連，特発性などによる単純性のものと他疾患による複雑性のものに分かれる。複雑性の原因になるような疾患には，重度の関節の変性疾患，関節リウマチ(rheumatoid arthritis：RA)や強直性脊椎炎などの炎症性疾患，骨髄疾

表　国際頭痛分類第3版(International Classification of Headache Disorders 3rd edition：ICHD-3)の診断基準

A. B〜Eを満たす頭痛が2回以上
B. 上頸部か後頭部，あるいは両方の鋭いないし刺すような痛みが頸部の回旋で突然発症し，感覚異常を来すこともある
C. 同側の舌が同時に感覚異常か姿勢異常，あるいは両方来す
D. 持続時間は数秒から数分
E. ほかに説明できるよい疾患がない

(Gelfand AA, Johnson H, Lenaerts ME, et al. Neck-Tongue syndrome：A systematic review. Cephalalgia 2018；38：374-82.　PMID：28100071 をもとに作成)

患，解剖学的異常(1型 Chiari 奇形)などがある。

　鑑別診断は，一過性脳虚血(transient cerebral ischemia：TIA)，椎骨脳底動脈循環不全，頸動脈不全，片頭痛，上部頸髄症，頸椎根症，多発性硬化症，側頭動脈炎や頭頸部や下咽頭の悪性腫瘍などである。確立されたガイドラインはなく，外傷歴や運動歴を含めた詳細な病歴聴取，診察，症状の再現，頭頸部の画像/血管画像などの評価が望ましい。

　治療は症例報告に基づく。ほとんどは保存的に治療されており，非ステロイド系抗炎症薬(nonsteroidal anti-inflammatory agent：NSAID)，プレドニゾロン，三環系抗うつ薬，抗てんかん薬(カルバマゼピン，ガバペンチン)，筋弛緩薬などが含まれる。局所麻酔薬，局所ステロイド，神経ブロックなどの局所治療や整体などの治療や手術による報告もある。

 クリニカルパール

- 頸部と舌感覚ともに関与する神経解剖のアプローチよりも，まずは血管疾患を考えるのが原則である

● 文献
- Hu N, Dougherty C. Neck-Tongue Syndrome. Curr Pain Headache Rep 2016 ; 20 : 27.　PMID : 26984539
- Gelfand AA, Johnson H, Lenaerts ME, et al. Neck-Tongue syndrome : A systematic review. Cephalalgia 2018 ; 38 : 374-82.　PMID : 28100071
- 27. Neck-tongue syndrome. In : Waldman SD. Atlas of uncommon pain syndromes, 3rd ed. Philadelphia : Elsevier / Saunders, 2013.

27

黒い腋窩

鑑別診断
- 腋窩の黒色表皮腫
- インスリン血症/インスリン抵抗性に関連する肥満や内分泌障害〔糖尿病，多嚢胞性卵巣症候群(PCOS)，先端巨大症，Cushing症候群，インスリン受容体異常症〕
- 悪性腫瘍に伴うデルマドローム
- 薬剤性

解説

黒色表皮腫の有病率は4～23％と研究によって異なる。さまざまな年齢でみられ，民族間でも差がある。アジア人や白人は他の民族と比較して少なめといわれている。

病態は不明なところもあるが，高インスリン血症がインスリン様成長因子受容体(insulin-like growth factor：IGF)-1 との相互作用を介してケラチノサイトや真皮線維芽細胞の増殖に働き，黒色表皮腫の発生に関連しているといわれている。それ以外に線維芽細胞増殖因子受容体(fibroblast growth factor receptor：FGFR)や上皮成長因子受容体(epidermal growth factor receptor：EGFR)との関連も示唆されている。

好発部位は頸部，腋窩，鼠径，肘部である。炎症が生じて不快感や悪臭を生じることもあるが基本的に症状はない。他に陰部，腹部，前脛骨部を含めさまざまな場所に出現しうる。進行するにつれてより厚くなり，皮膚線や乳頭状突起を示す。粘膜部に出現した場合は色素沈着しない。

インスリン抵抗性との関連性が指摘されており，最も関連する疾患は肥満と糖尿病である。米国の研究では，黒色表皮腫の有病率は7～19

歳で正常の3％，体重過多の11％，肥満の51％，20〜39歳では正常の3％，体重過多の12％，肥満の37％だった。黒色表皮腫がある患者のHOMA-R(空腹時血糖値×空腹時インスリン濃度÷405)を調べた研究では中央値が4.2，別の研究では10〜18歳で黒色表皮腫があると高インスリン血症は61.8％，10〜18歳で黒色表皮腫と肥満が一緒にあると高インスリン血症は80％という報告もある。インスリン抵抗性のみで糖尿病発症前の状況でも介入により糖尿病の発症や予防が期待できるためスクリーニングに使えるのではないかという研究もある。

それ以外にも高インスリン血症に関連する疾患，多嚢胞性卵巣症候群(polycystic ovarian syndrome：PCOS)，先端巨大症，Cushing症候群，インスリン受容体異常症などとの関連の報告がある。PCOSは5〜37％で黒色表皮腫を有し，黒色表皮腫があるとテストステロン濃度，インスリン抵抗性，脂質異常症，BMI(body mass index)が有意に高いという報告もある。

インスリン受容体異常症にはA型とB型があり，A型はインスリン受容体遺伝子の先天性異常症，B型はインスリン受容体に対する自己抗体による。いずれも高インスリン血症を伴い，黒色表皮腫を伴うことがある。B型インスリン抵抗症では高度のインスリン抵抗性に伴う高血糖だけでなく，高インスリン血症による低血糖を認めることがあり，さらに，全身性エリテマトーデス(systemic lupus erythematosus：SLE)，Sjögren症候群，強皮症，原発性胆汁性肝硬変，橋本病，混合性結合組織病(mixed connective tissue disease：MCTD)，皮膚筋炎，Hodgkinリンパ腫，特発性血小板減少性紫斑病(idiopathic thrombocytopenic purpura：ITP)などの自己免疫性疾患と合併することが多い。

それ以外に遺伝性，家族性，薬剤性，悪性腫瘍に伴うデルマドロームでもみられる。

黒色表皮腫に関連する遺伝性疾患や家族性の報告はあるが，頻度としてはまれである。遺伝性疾患としては，Down症候群，Donohue症候

群(妖精症)，Rabson-Mendenhall症候群，先天性全身性脂肪症(Berardinelli-Seip症候群)，家族性部分リポジストロフィー，Alstrom症候群などがあり，これ以外にもインスリン抵抗性は伴わないがBeare-Stevenson症候群，Crouzon症候群，致死性骨異形成症，SADDAN(severe achondroplasia with developmental delay and acanthosis nigricans：発達遅滞と黒色表皮腫を伴う重症軟骨無形成症)との関連の報告もある。

　薬剤は，特に高インスリン血症を促進する薬で起こりやすい。ステロイド薬，インスリン，経口避妊薬，テストステロン，ナイアシン，プロテアーゼ阻害薬，アリピプラゾールなどの薬剤で報告がある。

　黒色表皮腫が悪性腫瘍に伴うデルマドロームで出現することもある。特に，黒色表皮腫が非肥満の高齢者に発症した場合は悪性腫瘍の検索を考慮する(ただしコンセンサスはない)。黒色表皮腫がLeser-Trélat徴候など他のデルマドロームの出現，急速進行，広範囲，非典型的な場所(粘膜部，手のひら，足底)，説明のつかない体重減少を伴ったり，高齢者に出現した場合は悪性腫瘍に伴うデルマドロームを考慮したりする必要がある。また，悪性腫瘍関連の場合は局所ないし全身性の瘙痒感や皮膚や粘膜の乳頭腫を伴うことがある。

　悪性腫瘍関連の黒色表皮腫は胃癌が最も多い。その他に肝細胞癌，肺腺癌，卵巣癌，子宮内膜癌，腎臓癌，膵臓癌，膀胱癌，乳癌などの報告もある。黒色表皮腫が診断に先行することもある。小児での悪性腫瘍関連の黒色表皮腫はきわめてまれだが胃腺癌，Wilms腫瘍，骨形成肉腫の報告もある。

クリニカルパール

- 若年の黒色表皮腫では糖尿病発症前の高インスリン血症の可能性があり，高齢では悪性腫瘍スクリーニングも考える

黒い腋窩

● 文献

- Sander I. Acanthosis nigricans. UpToDate. 閲覧日：2018/09/14
- Mantzoros C. Insulin resistance：Definition and clinical spectrum. UpToDate. 閲覧日：2018/09/14
- Owen C. Cutaneous manifestations of internal malignancy. UpToDate. 閲覧日：2018/09/14
- Brickman WJ, Huang J, Silverman BL, et al. Acanthosis nigricans identifies youth at high risk for metabolic abnormalities. J Pediatr 2010；156：87-92. PMID：19796772
- Kong AS, Williams RL, Smith M, et al. Acanthosis nigricans and diabetes risk factors：prevalence in young persons seen in southwestern US primary care practices. Ann Fam Med 2007；5：202-8. PMID：17548847
- Schmidt TH, Khanijow K, Cedars MI, et al. Cutaneous Findings and Systemic Associations in Women With Polycystic Ovary Syndrome. JAMA Dermatol 2016；152：391-8. PMID：26720591
- Jabbour SA. Cutaneous manifestations of endocrine disorders：a guide for dermatologists. Am J Clin Dermatol 2003；4：315-31. PMID：12688837
- Lupsa BC, Chong AY, Cochran EK, et al. Autoimmune forms of hypoglycemia. Medicine (Baltimore) 2009；88：141-53. PMID：19440117
- Payne KS, Rader RK, Lastra G, et al. Posterolateral neck texture (insulin neck)：early sign of insulin resistance. JAMA Dermatol 2013；149：875-7. PMID：23864088
- Bhagyanathan M, Dhayanithy D, Parambath VA, et al. Acanthosis nigricans：A screening test for insulin resistance - An important risk factor for diabetes mellitus type-2. J Family Med Prim Care 2017；6：43-6. PMID：29026747

28

成人の片側女性化乳房

鑑別診断
- 偽性女性化乳房（脂肪）
- 腫瘍（乳癌，肺，肝臓，腎臓，精巣，副腎）
- 肝硬変
- 甲状腺機能亢進症
- 腎不全
- 薬剤性（ステロイド，シメチジン，ケトコナゾール，ジゴキシンなど）
- 結核

解説
特発性で腺組織の増生が片側に起こることがあり，幼児期，青年期，高齢期の3つのピークがある。

　まず，女性化乳房を確認するには衣服を脱いだ状態で診察する必要がある。また，実際に確認した後も，その鑑別は上記のように広範であり，詳細な病歴が必要になることもある。偽性女性化乳房と女性化乳房の見分け方は比較的容易で，触診で乳頭に向かって指で触診していく際に，乳頭までいっても弾性軟の抵抗がなければ乳輪下の腺組織（女性化乳房）はなく脂肪組織であり，逆に抵抗を感じたら脂肪組織ではなく腺組織だと考える。最も注意すべきは，それ自体が乳癌をはじめとする腫瘍性病変であったり，ホルモン産生腫瘍の表現であったりすることもあるため，リンパ節触診を含めた全身の評価が大切である。このように，女性化乳房は軽視できない所見である。

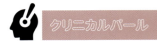

- 女性化乳房の触診の習熟には女性化乳房の触診の習熟が必須である

● 文献

- Braunstein GD. Gynecomastia. N Engl J Med 1993 ; 328 : 490-5. PMID : 8421478
- Ersöz Hö, Onde ME, Terekeci H, et al. Causes of gynaecomastia in young adult males and factors associated with idiopathic gynaecomastia. Int J Androl 2002 ; 25 : 312-6. PMID : 12270030
- Coroneos CJ, Hamm C. Ductal carcinoma in situ in a 25-year-old man presenting with apparent unilateral gynecomastia. Curr Oncol 2010 ; 17 : 133-7. PMID : 20697526
- Clinical practice. Gynecomastia. N Engl J Med 2007 ; 357 : 1229-37. PMID : 17881754
- Arnon O, Barnea Y, Zaretski A, et al. Occupational pseudogynecomastia : a new etiology for unilateral gynecomastia. Plast Reconstr Surg 2005 ; 115 : 1e-4e. PMID : 15622224

29

乳房インプラント術後の乳房のしこり

鑑別診断
・乳房インプラント関連未分化大細胞リンパ腫(BIA-ALCL)

解説

近年，ヒトアジュバンド病は存在そのものが否定されつつあるが，乳房インプラント関連未分化大細胞リンパ腫(breast implant-associated anaplastic large cell lymphoma：BIA-ALCL)は再建または美容適応のために配置された乳房インプラント(ゲル充填人工乳房)周囲に生じるまれな CD30 陽性末梢 T 細胞リンパ腫である。全身性の ALCL とは異なり ALK(anaplastic lymphoma kinase：未分化リンパ腫キナーゼ)は陰性である。乳房インプラントを有する女性のなかで，BIA-ALCL を発症する絶対リスクは非常に低く，スクリーニングまたは予防的なインプラント除去は推奨されない。

　BIA-ALCL は乳房インプラント術後 1 年以上経過した感染や外傷では説明できない漿液腫(seroma)を発症する患者において疑う。BIA-ALCL のほとんどの症例は，平均して術後約 7 〜 10 年後(幅：2 〜 32 年後)のインプラントに隣接する瘢痕に発生する(図)。平均 50 歳前後に多く，頻度は 10 万例あたり年間 0.1 〜 0.3 件と推測されている。ほとんどは片側性だが両側性の報告もある。

　約 6 割の患者が，インプラント周囲の線維性嚢に関連する悪性滲出液を呈している。漿液腫が乳房腫脹，非対称性の見た目，または痛みなどの症状を起こしうる。2 割弱で塊のような病変が出現したり，滲出液を伴うこともあるし，丘疹などの皮膚症状の報告もある。BIA-ALCL が嚢状拘縮を伴うこともあるが，嚢状拘縮自体が術後 1 割程度で発生す

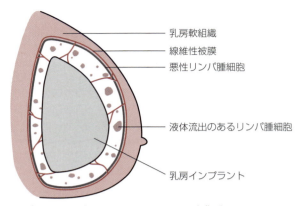

図 乳房インプラント。表面に BIA-ALCL の形成がみられる。
(Thompson PA, Lade S, Webster H, et al. Effusion-associated anaplastic large cell lymphoma of the breast : time for it to be defined as a distinct clinico-pathological entity. Haematologica 2010 : 1977-9. PMID : 20801901 の Figure 1 を改変)

るため BIA-ALCL の症状に特異的ではない。

　診察上は約7割で液体貯留，約3割で塊のようなものが触れる。同側の局所リンパ節腫脹は2割弱程度。好酸球増加を伴った報告もあるが採血結果は概ね正常である。

　画像検査は超音波が滲出液に関しては感度 84%，特異度 75%，腫瘤に関しては感度 46%，特異度 100% を示し，CT や MRI と同等以上の性能がある。マンモグラフィーは感度が低い。PET(positron emission tomography：ポジトロン断層撮影法)で集積があるという報告もある。

　診断のためには，貯留液体を吸引し細胞診やフローサイトメトリーを提出する。鑑別診断としては下記の疾患が挙がる。

・原発性乳房リンパ腫
・全身性未分化大細胞型リンパ腫
・原発性皮膚未分化大細胞型リンパ腫
・胸部障害を伴う結節性未分化大細胞型リンパ腫

・原発性または再発性乳癌
・乳房感染を含む乳房移植の非悪性合併症

なお，異物が引き金となって免疫異常を来す疾患概念，いわゆるヒトアジュバント病の特徴として，下記の6つが挙げられている．

1. 乳房形成術後に自己免疫疾患様症状が生じる
2. アジュバント効果のあるパラフィン，シリコンなどの体内注入の既往がある
3. 異物肉芽腫が注入部位および所属リンパ節に認められる
4. 血清学的異常を伴う
5. 感染や悪性腫瘍が否定できる
6. 異物除去によって症状が改善する

主に強皮症様症状をはじめ，関節リウマチ(rheumatoid arthritis：RA)，混合性結合組織(mixed connective tissue disease：MCTD)，全身性エリテマトーデス(systemic lupus erythematosus：SLE)などさまざまな疾患に類似した症状を来すことがあると報告されたが，近年になってヒトアジュバントの存在は疑われている．体内に入れる異物に関しては，海外ではバッグ式が主体で過去の日本では注入が主体だったため調査人口の質が違う可能性はあるが，現時点としてはヒトアジュバントを心配する必要はあまりないと考えられる．

クリニカルパール

● 乳房インプラント術後1年以上経過した感染や外傷では説明できない腫脹や痛みがあれば，BIA-ALCLを考える

● 文献
・Clemens MW. Breast implant-associated anaplastic large cell lymphoma. UpToDate. 閲覧日：2018/07/25
・日本乳房オンコプラスティックサージャリー学会，日本形成外科学会，日本乳癌

学会．ブレスト・インプラント関連未分化大細胞型リンパ腫について（初報）（www.jsprs.or.jp/member/committee/module/19/pdf/breast_implant_rinpashu_info.pdf）　閲覧日：2018/07/25
- Kumagai Y, Abe C, Shiokawa Y. Scleroderma after cosmetic surgery : four cases of human adjuvant disease. Arthritis Rheum 1979 ; 22 : 532-7. PMID : 375942
- Balk EM, Earley A, Avendano EA, et al. Long-Term Health Outcomes in Women With Silicone Gel Breast Implants : A Systematic Review. Ann Intern Med 2016 ; 164 : 164-75.　PMID : 26550776
- Janowsky EC, Kupper LL, Hulka BS. Meta-analyses of the relation between silicone breast implants and the risk of connective-tissue diseases. N Engl J Med 2000 ; 342 : 781-90.　PMID : 10717013
- Edworthy SM, Martin L, Barr SG, n et al. A clinical study of the relationship between silicone breast implants and connective tissue disease. J Rheumatol 1998 ; 25 : 254-60.　PMID : 9489816
- Lipworth L, Tarone RE, McLaughlin JK. Silicone breast implants and connective tissue disease : an updated review of the epidemiologic evidence. Ann Plast Surg 2004 ; 52 : 598-601.　PMID : 15166995
- 日本形成外科学会．形成外科で扱う疾患．体内異物（www.jsprs.or.jp/member/disease/aesthetic_surgery/aesthetic_surgery_08.html）．　閲覧日：2018/07/25
- Thompson PA, Lade S, Webster H, et al. Effusion-associated anaplastic large cell lymphoma of the breast : time for it to be defined as a distinct clinico-pathological entity. Haematologica 2010 : 1977-9.　PMID : 20801901

30

下気道以外からの赤い痰

鑑別診断
- *Serratia*(*marcescens*)感染症
- 酸化したイソエタリン(β_2刺激薬/気管支拡張薬)の吸入
- 他の部位からの出血(上気道や消化管)
- 詐病

解説

Serratia(*marcescens*)のなかには prodigiosin という赤色色素を産生する株があり,これにより痰が赤くなり血痰のように見える(pseudohemoptysis)ことがある。パンがキリストの血で赤く着色するキリスト教の故事に由来してセラチアを「霊菌」と呼ぶ場合もあるようである。

ほかに,イソエリタンという β_2 刺激薬を吸入薬として用いたときに,酸化によりピンク色に変色して血痰のように見えるという報告もあるようである。

クリニカルパール

- 赤い痰でそこに赤血球がなければ,*Serratia*(*marcescens*)感染症を考える

● 文献
- Jennings AS, Atkinson BF. Thyroid needle aspiration : collecting and handling the specimen. N Engl J Med 1983 ; 308 : 1602.　PMID : 6855845
- Earwood JS, Thompson TD. Hemoptysis : evaluation and management. Am Fam Physician 2015 ; 91 : 243-9.　PMID : 25955625

31

フライパン加熱後の呼吸困難

鑑別診断
- ポリマーヒューム熱
- 金属ヒューム熱

解説

ポリマーヒューム熱は，ポリテトラフルオロエチレン（テフロン®），フッ素化エチレンプロピレン，および高温で製造されたペルフルオロアルコキシエチレン樹脂の分解生成物の煙霧への吸入曝露から生じると報告されている（図）。ポリマーヒューム熱を経験した労働者が医療受診を希望したのは10％という報告もあり，その頻度がまれなことや症状がインフルエンザに類似していることから，過小診断されがちな疾患と考えられる。

症状の推移は吸入直後の咳嗽，咽頭痛，眼痛，そして曝露数時間後の胸部不快感と乾性咳嗽，その後，発熱，悪寒，関節痛，筋肉痛，倦怠感を発症する。症状の頻度は，胸部圧迫感（86％），倦怠感（83％），息切れ（72％），頭痛（67％），咳嗽（61％），悪寒（61％），発熱（55％），咽頭痛（17％），喀痰（3％）とされている。

治療は基本的に支持療法だが，解熱薬や抗インフルエンザ薬の使用を考慮してもよい。フォローアップは症状消失まで行う。重症であれば気管支拡張薬やステロイドを使ってもよいかもしれないが，エビデンスはない。

ポリマーヒューム熱は金属ヒューム熱同様に12〜48時間で症状が改善し，3〜7日で症状が消失するといわれている。金属ヒューム熱とは違いタキフィラキシーの報告はなく，ポリマーヒューム熱を繰り返す

症例では，慢性閉塞性肺疾患(chronic obstructive pulmonary disease：COPD)，間質性肺炎(interstitial pneumonia：IP)などの長期後遺症が記載されている．非心原性肺水腫による急性呼吸不全から死亡した症例の報告もある．CT画像では，両側に広がるスリガラス様陰影(ground-glass opacity：GGO)で特に肺末梢がスペアされている場合はかなり特徴的な所見であるといえる．

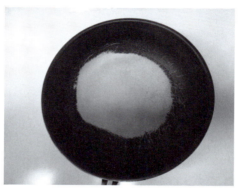

図　フライパンのまん中のコーティングが焼け落ちている．
(Shimizu T, Hamada O, Sasaki A, et al. Polymer fume fever. BMJ Case Rep 2012；2012. pii：bcr2012007790. PMID：23230259 の Figure 1 を BMJ Publishing Group Ltd. の許可を得て転載)

クリニカルパール

- フライパン加熱後のインフルエンザ様症状と呼吸困難ではポリマーヒューム熱を考える

● 文献
・外山勝弘，木村一博，宮下美奈穂，ほか．テフロン®加工フライパン4時間の過燃焼により生じたフューム吸入による肺水腫の1例．日呼吸会誌．2006；44：727-31.

- Lee CH, Guo YL, Tsai PJ, et al. Fatal acute pulmonary oedema after inhalation of fumes from polytetrafluoroethylene (PTFE). Eur Respir J 1997 ; 10 : 1408-11.　PMID：9192951
- Hamaya R, Ono Y, Chida Y, et al. Polytetrafluoroethylene fume-induced pulmonary edema: a case report and review of the literature. J Med Case Rep 2015 ; 9 : 111.　PMID：25971706
- Greenberg MI, Vearrier D. Metal fume fever and polymer fume fever. Clin Toxicol(Phila). 2015 ; 53 : 195-203.　PMID：25706449
- Shimizu T, Hamada O, Sasaki A, et al. Polymer fume fever. BMJ Case Rep 2012 ; 2012. pii : bcr2012007790.　PMID：23230259

32

臥位で改善する呼吸困難

鑑別診断
- 卵円孔開存（PFO）などの心臓内シャント
- 肺内シャントによる換気血流ミスマッチ

解説
立位や座位で呼吸困難を自覚し，仰臥位で改善するという起座呼吸の逆のパターンが存在する．扁平呼吸（platypnea-orthodeoxia syndrome：POS）と呼ばれる．

扁平呼吸の原因は主に卵円孔開存（patent foramen ovale：PFO）などの心臓内シャントと肺内シャントによる換気血流ミスマッチの2つに大分される．

心臓由来の扁平呼吸は心房内の右左シャントによると考えられている．基本的に上大静脈からの血流は右房の前方で下向き，下大静脈からの血流は後方で上向きに流れる．どちらの流れも心房間を流れるような向きではない．加えて，扁平呼吸を来す患者は通常，肺高血圧はない．そのため，心房内の右左シャントが生じるには解剖学的要因と機能的要因の両方が必要である．解剖学的要因は卵円孔開存か心房中隔欠損症のどちらかで卵円孔開存によるものが多い．機能的要因には大動脈の拡張，下大静脈弁，肺切除後さまざまな原因があり（表1），主なメカニズムは，
(1) 血流を心房間で流れるようにするもの
(2) 一時的な右房圧上昇を来し一時的な右左シャントを形成するものの2つになる．

心臓の原因がなくてもPOSを発症することがある．心房中隔欠損

表1　心由来の扁平呼吸を引き起こす機能的原因

Group A：心臓に関連する機能要因
- 先天性異常：上大静脈欠損，Ebstein奇形，部分的肺静脈還流異常，左側上大静脈遺残，下大静脈弁，大血管転位，冠静脈洞左房交通症
- 占拠性病変：心臓嚢胞や腫瘍，心房中隔の脂肪性肥大
- 術後合併症：大動脈弁置換術後，上行大動脈修復術後，心房スイッチ手術後，Fontan術後，傍食道ヘルニア修復術後，肝部分切除後
- その他：上行大動脈瘤，蛇行上行大動脈，心房中隔動脈瘤，冠静脈洞拡張，好酸球性心内膜炎，肝嚢胞による圧迫，肝エキノコックス症，三尖弁逆流，三尖弁狭窄

Group B：一過性の圧勾配により右左シャントが生じる機能要因
COPD肺切除後，肺塞栓症，収縮性心膜炎，心膜脂肪沈着による右室流入路障害，心嚢液貯留，肺高血圧，右室虚血

(Knapper JT, Schultz J, Das G, et al. Cardiac platypnea-orthodeoxia syndrome: an often unrecognized malady. Clin Cardiol 2014;37:645-9. PMID:24912004の表1を改変)

表2　心臓以外の要因で起きる扁平呼吸

- 肺由来：急性呼吸窮迫症候群（ARDS），慢性閉塞性肺疾患（COPD），特発性肺線維症（IPF），脂肪塞栓，横隔膜機能不全，胸水，ニューモシスチス肺炎（PCP），サイトメガロウイルス（CMV）肺炎，肺切除後，肺動静脈奇形，肺塞栓，放射線誘発気管支狭窄，外傷性気管支破裂
- 腹部：腸閉塞，イレウス，肝肺症候群
- その他：胸壁外傷，糖尿病性神経障害，脊柱側弯症，有機リン中毒，傍食道ヘルニア修復後，Parkinson病，プロパフェノン過剰摂取，椎体骨折

(Knapper JT, Schultz J, Das G, et al. Cardiac platypnea-orthodeoxia syndrome: an often unrecognized malady. Clin Cardiol 2014;37:645-9. PMID:24912004の表2を改変)

(atrial septal defect：ASD)やPFOの代わりになんらかの解剖学的な異常が必要であり，よくみられるのが肺動静脈奇形や換気血流ミスマッチなど肺内シャント由来の扁平呼吸である．その原因を表2に示す．それ以外にも血管内脱水のみによるPOSの報告もある．

　扁平呼吸の診断は姿勢によるSpO$_2$（経皮的動脈血酸素飽和度）の変化で診断する（姿勢変化用のテーブルは必須ではない）．扁平呼吸の診断が確定した場合は原因検索を行う．頻度は心臓内シャントが最も多く，経

食道心エコーは心房中隔の欠損心房中隔の動脈瘤などを視覚化でき，原因検索に最も適している検査である．仰臥位より座位で行うほうがより検出しやすいという報告もある．

右左シャントがあるかどうかを評価するにはバブルテストを行う．Valsalva 手技はバブルテストの感度を上昇させるため，心臓内シャントの疑いがあるがシャントが検出されなかった場合に考慮する．ほかの検査として右心カテーテル，肺の換気血流スキャン，経頭蓋ドップラーなどがあるが，心エコーで確定できない場合に行う．心臓 MRI で解剖学的な異常を検索することもできる．

心臓内シャントによる扁平呼吸であれば，心房内欠損の閉鎖が治療になる．近年は経皮的に閉鎖する方法が用いられ，95％以上で症状の改善が認めら有害事象もきわめてまれといわれている．

クリニカルパール

- "POS is POS(Patent foremen Ovale Syndrome)"：立位で増悪し，仰臥位で改善する呼吸困難の患者では，PFO などの心臓内シャントか肺内シャントによる換気血流ミスマッチを考える

● 文献
・Knapper JT, Schultz J, Das G, et al. Cardiac platypnea-orthodeoxia syndrome : an often unrecognized malady. Clin Cardiol 2014 ; 37 : 645-9. PMID：24912004
・Nassif M, Lu H, Konings TC, et al. Platypnoea-orthodeoxia syndrome, an underdiagnosed cause of hypoxaemia : four cases and the possible underlying mechanisms. Neth Heart J 2015 ; 23 : 539-45.　PMID：26170192
・Ducey S, Cooper J. Hypovolemia Resulting in Platypnea-Orthodeoxia Syndrome. J Emerg Med 2016 ; 50 : 482-4.　PMID：26281807
・Alkhouli M, Gagel A, Mathur M, et al. Platypnea-orthodeoxia syndrome : an unusual complication of partial liver resection. Intern Med. 2015 ; 54 : 1067-9.　PMID：25948349

33

喀石

鑑別診断
・気管支結石

解説
喀石(lithoptysis)は気管支結石(broncholithiasis)においてまれにみられる特異的な症状である。喀石の症状自体はアリストテレスによって紀元前300年頃から記述されている。喀石症は文字どおり石を排出することもあれば、ザラザラした砂のような痰を出すこともある。

　気管支結石の症状は痰を伴わない咳嗽、喀血、喘鳴で、時折、喀石がある。頻度は文献によって異なるが、咳嗽62.5～100%、喘鳴60%、血痰45～75%、胸痛58.3%、喀石6.3～20%程度とされている。合併症として、閉塞性肺炎、再発性肺炎、気道狭窄、牽引による食道憩室、食道や血管など周辺臓器への瘻孔などの報告がある。

　気管支結石の正確なメカニズムは不明だが、気管支周囲リンパ節の石灰化が気管支に浸潤して出来るといわれている。気管支結石の組成は骨に類似しており、通常、リン酸Ca(85～90%)と炭酸Ca(10～15%)で構成されている。なお、分布は右側に多い。

　原因として、感染性と非感染性に分けられる。感染性では結核、ヒストプラズマ症、コクシジオイデス症、クリプトコッカス症、アスペルギルス症、放線菌症、ノカルジア症、非結核性抗酸菌症があり、非感染性では気道異物、珪肺、悪性腫瘍、胸郭外の石灰化の侵入、びまん性汎細気管支炎などがある。

　特に肉芽腫性肺感染症で発生しやすく、ヨーロッパでは結核、米国では*Histoplasma*感染症が原因で最多といわれている。日本での頻度は

不明だが，中国の研究では結核が基礎疾患にある者が7割，他に気管支拡張症が3割，慢性肺膿瘍が2割という報告があり，結核は考慮すべきであると考えられる。また，びまん性汎細気管支炎(diffuse panbronchiolitis：DPB)による気管支結石の報告が日本よりされている。

　胸部X線写真，CT，気管支鏡は診断および合併症の除外に有用である。胸部X線写真上の所見は，(1)石灰化の消滅，(2)石灰化の部位の変化，(3)気道閉塞(無気肺やair trapping)などがいわれている。CT〔特に高分解能CT(high-resolution computed tomography：HRCT)〕はより詳細な評価が可能であり，100％で石灰化結節があり，2/3で局在がわかるといわれ，加えて基礎疾患になりうる悪性腫瘍や気管支拡張症の同定も可能である。

　気管支結石はそもそもまれであり，罹患率が低く症状が非特異的なため診断遅延が起きうる。診断の遅れは平均4.5年という報告や精神疾患がある人で間欠性の喀石が20年調べられなかった症例の報告もある。見逃さないという観点で考えると，画像上で石灰化リンパ節や気管内や傍気管部に石灰化病変がある者の呼吸器症状の鑑別として片隅に気管支結石を考慮する必要があるのかもしれない。

 クリニカルパール

● 喀石では気管支の肉芽腫性疾患を考える

● 文献
- Craig K, Keeler T, Buckley P. Broncholithiasis : a case report. J Emerg Med 2002 ; 23 : 359-63.　PMID：12480015
- Conces DJ Jr, Tarver RD, Vix VA. Broncholithiasis : CT features in 15 patients. AJR Am J Roentgenol 1991 ; 157 : 249-53.　PMID：1853800
- Ozyurek BA, Bozbas SS. Broncholithiasis presenting with lithoptysis. Lung India 2018 ; 35 : 339-40.　PMID：29970776
- Cole FH, Cole FH Jr, Khandekar A, et al. Management of broncholithiasis : is

thoracotomy necessary? Ann Thorac Surg 1986 ; 42 : 255-7. PMID : 3753073
- Antão VC, Pinheiro GA, Jansen JM. Broncholithiasis and lithoptysis associated with silicosis. Eur Respir J 2002 ; 20 : 1057-9. PMID : 12412703
- Saraya T, Yokoyama T, Hirata A, et al. Broncholithiasis and Lithoptysis Associated with Diffuse Panbronchiolitis. Intern Med 2016 ; 55 : 2315-6. PMID : 27523017
- Bircan A, Onur D, Yılmaz A. Broncholithiasis with recurrent lithoptysis : a case report. Med Princ Pract 2014 ; 23 : 83-5. PMID : 23949189
- de Lima A, Barry M, Majid A. A Young Woman With Cough and Lithoptysis. JAMA 2018 May 22 ; 319 : 2129-30. PMID : 29800155
- Samson IM, Rossoff LJ. Chronic lithoptysis with multiple bilateral broncholiths. Chest. 1997 ; 112 : 563-5. PMID : 9266905
- Jin YX, Jiang GN, Jiang L, et al. Diagnosis and Treatment Evaluation of 48 Cases of Broncholithiasis. Thorac Cardiovasc Surg 2016 ; 64 : 450-5. PMID : 25463358

34

胸水が黒い！

鑑別診断
- 膵胸腔瘻
- *Aspergillus niger*（クロコウジカビ）感染症
- *Rhizopus oryzae* 感染症
- 転移性悪性黒色腫
- 肺腫瘍
- 出血
- 溶血
- charcoal-containing empyema

解説

黒色胸水は非常にまれであり，感染症，悪性腫瘍，出血を考える。多量飲酒者であれば，膵胸腔瘻も鑑別に挙げる。一般に胸水は黄色や赤色が多く，黒色となるのはまれとされている。2013年の黒色胸水のレビュー文献でも8件しか認めていない。感染症，悪性腫瘍，出血，その他の4つに大別される。感染症は，*Aspergillus niger* によるシュウ酸を含む芽胞により周囲の組織から出血し，黒色となる。*Rhizopus oryzae* が感染することで，周囲組織が壊死することにより黒色となる。悪性腫瘍では，肺や胸腔に転移した悪性黒色腫により黒色となる。すべての転移性悪性黒色腫で黒色となるわけではなく，25％程度とされている。出血としては，非小細胞肺癌による溶血で黒色の胸水を来す。また，特に多量飲酒者では，慢性膵炎から仮性膵囊胞を合併し，その破裂から，横隔膜に瘻孔を来し，膵横隔膜瘻を形成する。膵液が胸腔内に達することで出血および溶血が起こり，黒色胸水を来す。その他としては，食道胸腔瘻形成による charcoal-containing empyema がある。逆

流性食道炎や多量飲酒や薬物乱用による嘔吐が誘因となると考えられる。

これらの鑑別のため，一般的に胸腔穿刺の際に提出される細胞数や生化学検査，細菌培養検査，抗酸菌培養，胸水細胞診に加えて，胸水中のアミラーゼの測定も有用である。

 クリニカルパール

- 酒飲みが酒を飲まなくなったら，重大な疾患が隠れている by 大船中央病院長 須藤博先生

● 文献
- Koide T, Saraya T, Nakajima A, et al. A 54-year-old man with an uncommon cause of left pleural effusion. Chest 2012；141：560-3. PMID：22315123
- Saraya T, Light RW, Takizawa H, et al. Black pleural effusion. Am J Med 2013；126：641. e1-6. PMID：23591042
- Hirosawa T, Shimizu T, Isegawa T, et al. Left pleural effusion caused by pancreaticopleural fistula with a pancreatic pseudocyst. BMJ Case Rep 2016 Aug 24；2016. pii: bcr2016217175（クリニカルパールの引用元）.

35

ペースメーカー挿入患者の突然のショック

鑑別診断
- ペースメーカージェネレータの不良(バッテリー,パック,内部ショート)
- リードの不良
- 心筋の問題(急性冠症候群,急性の弁破壊など)
- 腹部大動脈瘤(abdominal aortic aneurysm:AAA)

解説

twiddler症候群。埋め込み型ペースメーカーのジェネレーターをいじることで,リードもクルクルと回ったりリード先が心内膜から外れたりすることによりペーシング不全が起こる。植え込み型除細動器(implantable cardioverter defibrillator:ICD)などでも同様の報告がある。認知症患者や精神科疾患によるもの,彼らが睡眠中にいじったりすること,また自殺企図による原因が報告されている。最初の報告は1968年,カナダ・トロント大学の心臓血管外科レジデントのBayliss医師による。twiddleという単語は「ひねる,もて遊ぶ」などの訳語が当てられているが,そのとおりペースメーカーを皮膚の上からいじること,または引き抜こうとすることで結果的にペーシングの不全を起こすことになる。これまでにそのまま心停止になったケースや,補充調律が起こったために大事に至らなかったケースまでさまざまな報告がある。個人的に興味深いケースは2015年にNetherland Heart Journalから報告されたケースで,完全AV(atrioventricular:房室)ブロックに対し挿入されたDDDペースメーカーのLV(left ventricle:左室)ペーシングが外れて上大静脈(superior vena cava:SVC)を挟んで近傍の横隔神経を刺激し,その拍動がAAAと間違われたというケースであった。

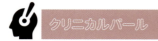

- ペースメーカー自体の不良以外の不調では，本人も含む人的要因も考えよ

● 文献

- Dattilo G, Scarano M, Casale M, et al. An atypical manifestation of Twiddler syndrome. Int J Cardiol 2015 ; 186 : 1-2.　PMID : 25804452
- Bayliss CE, Beanlands DS, Baird RJ. The pacemaker-twiddler's syndrome : a new complication of implantable transvenous pacemakers. Can Med Assoc J 1968 ; 99 : 371-3.　PMID : 4952398
- Boyle NG, Anselme F, Monahan KM, et al. Twiddler's syndrome variants in ICD patients. Pacing Clin Electrophysiol 1998 ; 21 : 2685-7.　PMID : 9894663
- Weir RA, Murphy CA, O'Rourke B, et al. Twiddler's syndrome : a rare cause of implantable cardioverter defibrillator malfunction. Eur Heart J 2016 ; 37 : 3439.　PMID : 26286259
- Liang JJ, Fenstad ER. Twiddler's syndrome. Lancet 2013 ; 382 : e47.　PMID : 23791473
- Wevers KP, Kleijn L, van der Burg AE, et al. Twiddler syndrome mimicking an abdominal aortic aneurysm. Neth Heart J 2015 ; 23 : 611-2.　PMID : 26449242

36

動悸後の多尿

鑑別診断
- 発作性上室頻拍(PSVT)
- 発作性心房細動

解説
上室頻拍(supraventricular tachycardia：SVT)のときに多尿症が起きることはよく知られている。発作性上室頻拍(paroxysmal supraventricular tachycardia：PSVT)に伴う多尿は，心拍数120回/分以上が10～30分以上続く頻拍発作の20～50％にみられる。多尿が出る機序としてANP(atrial natriuretic polypeptide：心房性ナトリウム利尿ペプチド)上昇やADH(抗利尿ホルモン)低下などが考えられている。PSVT以外にも発作性心房細動でもみられると報告されており，発作性心房細動のときも洞性のときと比較して有意にANPが上昇しているとされる。

クリニカルパール

- すでに消失した一過性の動悸で受診した場合でも，多尿の症状があれば精査が望ましいかもしれない

文献
- Fujii T, Kojima S, Ohe T, et al The mechanism of polyuria associated with paroxysmal supraventricular tachycardia. Nihon Jinzo Gakkai Shi 1988；30：347-53. PMID：2976433
- Fujii T, Kojima S, Imanishi M, et al. Different mechanisms of polyuria and na-

triuresis associated with paroxysmal supraventricular tachycardia. Am J Cardiol 1991 ; 68 : 343-8.　PMID : 1830449
・Roy D, Paillard F, Cassidy D, et al. Atrial natriuretic factor during atrial fibrillation and supraventricular tachycardia. J Am Coll Cardiol 1987 ; 9 : 509-14. PMID : 2950154

37

両側の腋窩〜臍まで広がる静脈拡張

鑑別診断
・下大静脈(IVC)閉塞

解説
両側の腋窩〜臍まで見える脈は下大静脈(inferior vena cava：IVC)閉塞を疑う身体所見の１つである。片側の場合は同側の外部の静脈閉塞を示唆する。他にIVC閉塞を示唆する身体所見として腹部表在の側副血行路がある。閉塞から数日で側副血行路が生じることもある。

門脈圧亢進症による腹部表在の側副血行路はメズサの頭といわれるように臍を中心に放射状に広がる。また，臍下部の血流の向きは頭→足である。

対して，IVC閉塞による側副血行路は図のように臍を分けるように弓状に走行しており血液が上大静脈に行くので，場所にかかわらず臍下部でも血流の向きは足→頭である。

したがって，静脈の走行の向きと臍下部の血流の向きが門脈圧亢進症とIVC閉塞による側副血行路の鑑別のポイントとなる。

IVC閉塞の症状は側副血行路の有無や閉塞の場所によりさまざまで，無症状の者もいる。

古典的には両下肢の浮腫と腹部表在血管の拡張を来すとされているが，頻度は半分程度である。

急性閉塞の場合に下肢に青色変色を伴う圧痕性浮腫が半日以内に生じることもある。腰痛，臀部痛，坐骨神経痛や馬尾症候群が出ることもあり，腎静脈障害により血尿，腰痛，乏尿，無尿，尿毒症を来すこともあるが，前腹部の痛みや圧痛はまれとされている。４割程度で発熱がある

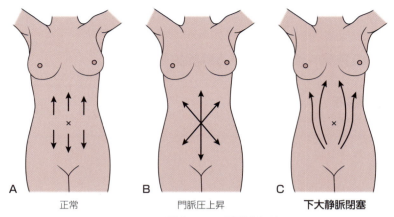

A	B	C
正常	門脈圧上昇	下大静脈閉塞

図　IVC 閉塞による側副血行路
(Seidel HM. Mosby's guide to physical examination, 7th ed. St. Louis : Mosby / Elsevier, 2011 ; 495 の Figure 17-6 より)

という報告もある。

　IVC 閉塞が骨盤や大腿静脈に達すると有痛性青股腫や静脈壊疽のリスクが上昇するといわれている。IVC 閉塞は血栓後症候群と皮膚沈着や湿疹や脂肪性皮膚炎や潰瘍と関連している。

● IVC フィルターによる閉塞
・IVC フィルター留置の合併症の 1 つとして IVC 血栓症やそれによる閉塞がある。
・IVC 閉塞はフィルター留置患者の 1.6 〜 33％で報告されている。

クリニカルパール

● 急性の下腿浮腫は腹部の視診を怠らない。閉塞機転の部位が違うからである

● 文献
- Sotos JG. Zebra Card™ An Aid to Obscure Diagnosis. AB-005 vein from groin to axilla.
- McAree BJ, O'Donnell ME, Fitzmaurice GJ, et al. Inferior vena cava thrombosis : a review of current practice. Vasc Med 2013 ; 18 : 32-43. PMID：PMID：23439778
- Andreoli JM, Thornburg BG, Hickey RM. Inferior vena cava filter–related thrombus / deep vein thrombosis : data and management. Semin Intervent Radiol 2016 ; 33 : 101-4. PMID：27247478
- Seidel HM. Mosby's guide to physical examination, 7th ed. St. Louis : Mosby / Elsevier, 2011.
- 東京 GIM カンファレンス 2017 年 6 月 梶有貴先生のスライド．

38

臍の結節

鑑別診断
- 悪性腫瘍の臍転移〔シスター メアリー ジョセフの小結節（SMJN）〕
- 蜂窩織炎
- 臍ヘルニア

解説
セントメアリー病院(現在の Mayo Clinic)の外科医 William Mayo の助手であったシスター メアリー ジョセフが胃癌の患者のなかに臍の結節が進行悪性腫瘍と関連し，転帰が不良な者がいることに気づいた。この症例は 1928 年に "metastasis in cancer" という記事で "pants-button umbilicus" として記載されたが，sister Mary Joseph's nodule (SMJN) の用語は彼女の死後 10 年まで使用されなかった。1949 年に外科医の Hamilton Bailey が発見者を賞賛して "Physical Signs in Clinical Surgery" の第 11 版で "sister Mary Joseph's nodule" と呼ぶことを提案した。

SMJN は硬い臍帯結節で色調(白，青紫，赤など)，形状，性状はさまざまである。大きさは 5 cm 未満のことが多いが 10 cm の報告もある。皮膚が潰瘍化しない限りは痛みがないことが多い。症例によっては紛らわしいこともあり，蜂窩織炎や臍ヘルニアと誤診されることもある。

多くは腺癌，次に扁平上皮癌と未分化悪性腫瘍が続く。肉腫，中皮腫，リンパ腫，骨髄腫の報告もある。男性は胃癌が 20% で最多で女性は卵巣や子宮内膜癌が多い。その他には，大腸，小腸，膵臓，卵管，腎臓，前立腺，膀胱癌などさまざまな悪性腫瘍が含まれる。15 〜 30% が原発不明である。

疫学的には女性のほうが多いが，おそらく消化管悪性腫瘍に加えて婦人科悪性腫瘍のためと思われる。機序としては腹膜表面や臍に連続する靭帯や血管などの構造物からの進展，血行性転移，リンパ性転移などが考えられている。

　SMJN は腹腔や骨盤内悪性腫瘍の 1 〜 3% に認められる。SMJN の存在は臍転移を示唆し，一般的には予後不良といわれている。しかし SMJN の症例の 30% が悪性腫瘍の最初の症状という報告もあり，まれではあるが臨床的な意味合いは大きい。

クリニカルパール

- 臍の結節をみたら悪性腫瘍の転移を考える

● 文献
・Abu-Hial M, Newman JS. Sister Mary Joseph and her nodule : historical and clinical perspective. Am J Med Sci 2009 ; 337 : 271-3.　PMID：19365173
・Zhang K, Sankey C. The sister Mary Joseph nodule. J Gen Intern Med 2015 ; 30 : 689-90.　PMID：25515137

39

腋窩のそばかす病変

鑑別診断
・神経線維腫症 1 型(NF1)

解説
神経線維腫症 1 型(neurofibromatosis type1：NF1)は約 3,000 人に 1 人程度の頻度とされている。常染色体優性疾患だが 50％は孤発で発症する。皮膚，骨，眼，中枢神経，末梢神経など多彩な部位に病変を来す。皮膚病変は出生時にあるカフェ・オ・レ斑が有名。時間とともに徴候が出てきて 7 歳までに 90％が診断される。NF1 の年齢と合併頻度を表に示す。

腋窩の雀卵斑様色素斑(freckling)は NF1(Recklinghausen 病)を示唆する

● 雀卵斑様色素斑(freckling)
色素斑(freckling)は典型的には出生時にはなく，3 〜 5 歳までの間に鼠径部や腋窩部に出現する。

色素斑はカフェ・オ・レ斑より小さく，カフェ・オ・レ斑のようにランダムではなく，鼠径や腋窩に集まって出現する。

腋窩以外にも頸部や乳房領域でも出現しうる。

● カフェ・オ・レ斑
多くは出生時からみられる，扁平で盛り上がりのない斑であり，色は淡いミルクコーヒー色から濃い褐色に至るまでさまざまである(カフェ・オ・レ斑内に色の濃淡はみられない)。幼児期に数は増加し，その後，

表　NF1の年齢と合併頻度

出生時
カフェ・オ・レ斑：95％
頭蓋骨・顔面骨の骨欠損：5％

幼児期〜乳児期
雀卵斑様色素斑：95％
四肢骨の変形・骨折：3％
知的障害（IQ<70）：6〜13％
注意欠如多動症：40〜50％
自閉スペクトラム症：20〜30％

小児期
視神経膠腫：7〜8％
虹彩小結節：80％
てんかん：6〜14％
脳血管障害：4％

学童期〜思春期
皮膚の神経線維腫：95％
神経の神経線維腫：20％
びまん性神経線維腫：10％
脊椎の変形：10％
限局性学習症：20％
片頭痛：25％

（Niimura M. Neurofibromatosis in Japan. In：Ishibashi Y, Hori Y, eds. Tuberous sclerosis and neurofibromatosis：epidemiology, pathophysiology, biology and management, Amsterdam：Excerpta Medica, 1990；22-31 および Hirabaru K, Matsuo M. Neurological comorbidity in children with neurofibromatosis type 1. Pediatr Int 2018；60：70-75 をもとに作成）

経時的に数は安定していく。

　正常な人の15％で1〜3個のカフェ・オ・レ斑は認められるが，6つ以上あると，NF1を強く示唆する。

　生後30か月未満で6つ以上のカフェ・オ・レ斑があると，80％でNF1とされている。NF1の95％がカフェ・オ・レ斑をもつが，加齢とともに退色する傾向があるので，高齢者ではみつけにくいことがある。

ウッドランプは視覚的な鑑別に有用である。カフェ・オ・レ斑が関連する疾患は20以上あるが，代表的なものにNF2，限局性多発性神経線維腫，結節性硬化症，MuCune-Albright症候群，Fanconi貧血，Bloom症候群，毛細血管拡張性失調症などがある。

● 虹彩の黄褐色腫(Lisch結節)
NF1でみられる虹彩の黄褐色腫である。6歳未満では10%未満だが成人の90%にみられる。大きかったり複数あったりすれば検眼鏡で確認できることもあるが，虹彩母斑と鑑別するためにも，眼科医による細隙灯でのチェックが望ましい。視力障害を来すことはほとんどなく，通常，治療を必要とすることはない。

● 神経精神症状
NF1がある小児の平均知能指数は89〜94，精神遅滞の発生率は一般集団よりもわずかに高い(4.8〜8.0% vs. 3%)とされている。
　学習障害は30〜61%，注意欠如多動症は40〜50%，自閉スペクトラム症は20〜30%にみられる。てんかんが6〜14%，片頭痛が25%に合併する。

● NF1の診断基準抜粋
1. 遺伝学的診断基準：NF1遺伝子の病因となる変異が同定されれば，神経線維腫症1型と診断する。ただし，その判定(特にミスセンス変異)においては専門科の意見を参考にする
2. 臨床的診断基準(7項目中2項目以上で神経線維腫症1型と診断する)
    (1) 6個以上のカフェ・オ・レ斑
    (2) 2個以上の神経線維腫(皮膚の神経線維腫や神経の神経線維腫など)またはびまん性神経線維腫

(3) 腋窩あるいは鼠径部の雀卵斑様色素斑（freckling）
(4) 視神経膠腫（optic glioma）
(5) 2個以上の虹彩小結節（Lisch 結節）
(6) 特徴的な骨病変の存在（脊柱・胸郭の変形，四肢骨の変形，頭蓋骨・顔面骨の骨欠損）
(7) 家系内（第一度近親者）に同症

 クリニカルパール

- カフェ・オ・レ斑は NF1 遺伝子変異により局所的に表皮メラノサイトの密度が高くなることが持続することによる。カフェ・オ・レ斑は NF1 として出生時から特徴的だが，これと並ぶ主症状の神経線維腫は思春期に現れる

● 文献
・Wainer S. A child with axillary freckling and café au lait spots. CMAJ 2002 6 ; 167 : 282-3. PMID：12186179
・Shah KN. The diagnostic and clinical significance of café-au-lait macules. Pediatr Clin North Am 2010 ; 57 : 1131-53. PMID：20888463
・Korf BR, Firth HV. Neurofibromatosis type 1（NF1）: Pathogenesis, clinical features, and diagnosis. UpToDate. 閲覧日：2018/09/11
・神経線維腫症 1 型診療ガイドライン改定委員会，吉田雄一，倉持朗，ほか．神経線維腫症 1 型（レックリングハウゼン病）診療ガイドライン 2018．日皮会誌 2018 ; 128 : 17-34.

40

毎月痛む臍

鑑別診断
・臍部子宮内膜症

解説
子宮内膜症は妊娠可能年齢女性の6〜10％で起きる。その発生部位はcommon site, less common site, rare siteの3つに分類され，後2者の病変を稀少部位子宮内膜症と呼ぶ（102ページの**コラム**参照）。

胸腔の子宮内膜症による気胸は有名だが，それ以外にも稀少部位子宮内膜症は腸管，皮膚，腹壁，尿路，リンパ節，上腹部臓器，脳，神経，骨，乳腺などに起こりうる。

稀少部位子宮内膜症は基本的に他の部位の子宮内膜症を伴い，骨盤内病変が診断の手がかりとなることが多いが，腹壁や臍部の子宮内膜症は例外で骨盤内病変の合併が約1〜3割程度にしかみられない。

臍部の子宮内膜症，通称Villar's noduleは子宮内膜症全体の0.5〜1.0％といわれ，頻度としてはまれである。腹腔内子宮内膜症がある患者の15％に臍部子宮内膜症を認める。しかし，子宮外の子宮内膜症がある集団だと3.2〜40.0％といわれている。

機序として手術による操作，血行性転移，リンパ性転移などが考えられている。

基本的に，2〜2.5 cm程度の肉眼で観察可能な病変がある。

症例の半分が肌の色の変化を訴えており，色の内訳は茶色が19.1％，青が13.2％，紫が10.3％，赤が5.9％，黒が2.9％であった。

年齢の中央値は37.7歳，その幅は23〜58歳で，手術の既往は32.4％にある。他の部位の子宮内膜症が診断されているのは1〜2割

程度のみである。症状は周期性に出現し，90.9％が腫脹，81.5％が疼痛，出血が49.2％で，3％は全く症状がない。徐々に増悪する周期的な疼痛を訴える者もいる。出血の有無と疼痛は関連がなかった。

超音波検査(ultrasonography：US)の所見は非特異的で，USガイド下穿刺吸引法(fine needle aspiration：FNA)の手段もあるが，75％で結論が出ない，という報告もある。

CTは被曝と分解能の乏しさから使用すべきではないという報告もあれば，CTを推奨する報告もある。

MRIでは，古い出血をT1WIの脂肪抑制で点状の高信号域として検出することができる。微少出血の検出に有用な磁化率強調画像(susceptibility weighted imaging：SWI)の推奨もある。

臍部子宮内膜症では，悪性腫瘍の頻度はまれである。

● 二次性の鑑別診断

臍部悪性腫瘍，脂肪腫，脂肪筋腫，膿瘍，囊胞，ヘルニア，肉芽腫，ケロイド，腸間膜や尿道の先天性奇形。

臍部の原発性悪性腫瘍は2割程度(黒色腫，基底細胞癌，扁平上皮癌，筋肉腫)で残りは転移性腫瘍。

 クリニカルパール

● 子宮内膜症の既往がなくても腹壁や臍部の子宮内膜症は発症しうる。原因不明の周期性疼痛がヒントである

● 文献
- 坪山尚寛．〔ワークショップⅡ-3／子宮内膜症の画像―癌化と稀少部位―〕稀少部位子宮内膜症の画像診断．日本エンドメトリオーシス会誌 2016；37：60-5．
- Flannery MT, Messina JL, Bowman K. Umbilical endometriosis. Am J Med Sci 2013；346：236． PMID：22874623

- Victory R, Diamond MP, Johns DA. Villar's nodule : a case report and systematic literature review of endometriosis externa of the umbilicus. J Minim Invasive Gynecol 2007 ; 14 : 23-32.　PMID：17218225
- Busard MP, Mijatovic V, van Kuijk C, et al. Appearance of abdominal wall endometriosis on MR imaging. Eur Radiol 2010 ; 20 : 1267-76.　PMID：19936757
- Möhrenschlager M, Arbogast HP, Henkel V. An umbilical nodule with cyclical changes. BMJ 2011 ; 343 : d5855.　PMID：21940744

臍部以外の稀少部位子宮内膜症

右？　左？　子宮内膜症の左右差

子宮内膜症の発生部位は骨盤内では左側にやや多く，骨盤外では顕著に右側に多いという特徴がある。骨盤内の卵巣部の子宮内膜症は左側で多く，稀少部位に分類される尿管の子宮内膜症も左側に多い。骨盤外では胸膜子宮内膜症はほぼ右側のみ，鼠径部子宮内膜症も9割が右側で，坐骨神経子宮内膜症も右側に多い。腸管子宮内膜症も骨盤内では左側のS状結腸に多く，骨盤外では右側の盲腸や虫垂や回腸末端に多い。血行性転移が原因と考えられる肺子宮内膜症は左右差がない。

この左右差は子宮内膜症が月経血逆流によって生じるというSampsonの子宮内膜移植説で理解しやすい。骨盤内では左付属器がS状結腸に覆われているため月経血が左側に留まりやすく，骨盤外は月経血が腹水と同様に右傍結腸溝から右横隔膜下腔へと流れるために右側に分布しやすいと考えられる。

腸管子宮内膜症

子宮内膜症がある女性のうち5～25％に直腸腟部や腸管子宮内膜症がある。その割合は直腸(13～53％)，S状結腸(18～47％)，回腸や小腸(2～5％)，虫垂(3～18％)である。

臨床症状は，子宮内膜症の症状(月経困難，性交時痛，不妊症)と消化器症状(排便時の痛み，便秘，直腸出血，便秘，鼓腸)である。その頻度は腹痛(29％)，直腸出血(25％)，腫瘤病変(24％)，月経困難(23％)であり，まれだが，小腸閉塞，大腸閉塞，腸重積などを起こす報告もある。

画像検査は経腟超音波とMRIが用いられる。感度，特異度は部位によって異なるが，直腸S状結腸は感度91％，特異度

97％，その他の部位は感度 50 〜 60％，特異度 90％以上で，MRI は臓器浸潤の評価も可能なメリットがある。直腸内視鏡は詳細な評価ができるが，患者負担が大きく膀胱超音波はできる施設が限られている。CT の有用性は証明されていない。視認での診断には限界があり，診断は生検による。

胸部子宮内膜症

子宮内膜症の既往(65 〜 84％)や子宮の手術歴がある若い女性の気胸では，稀少部位子宮内膜症による気胸を疑う。胸部子宮内膜症による気胸のほとんどは月経の開始直前ないし開始後 72 時間(まれに 96 時間)以内に起こるが，10％以下で月経と関係なく気胸が起こることもある。

症状の 90％が胸痛や肩甲骨部の痛み，3 分の 1 が呼吸困難で受診し，骨盤外の子宮内膜症のため 88 〜 100％で右側に発症する。まれだが左側や両側の報告もある。気胸のサイズは小〜中が多い。

画像検査で MRI や CT で横隔膜の結節が見えることもある。血清の CA125 や CA19-9 が上昇することもあるが非特異的である。鑑別診断は，リンパ脈管筋腫症(lymphangioleiomyomatosis：LAM)，Birt-Hogg-Dubé 症候群，Langerhans 細胞組織球症，リンパ性間質性肺炎である。

その他の胸部子宮内膜症の症状として，血胸，肺結節がある。血胸は胸腔の子宮内膜症の 12 〜 14％で起き，ほとんどが月経期である。基本的に出血量は少量，右側に多く，自然に改善する。血痰は 7 〜 14％，気管支内の子宮内膜症で月経期に起きる。基本的に喀血は少量，右側に多い。月経周期の間に形態が変化しうる。5 〜 30 mm の肺結節や横隔膜の結節を 2 〜 6％で起こす。ほかに横隔膜由来の痛みがいろいろな場所に放散することがあり，free air や横隔膜破裂を起こすこともある。

尿路子宮内膜症

骨盤内子宮内膜症と診断された女性のうち 1％で尿路子宮内膜症が起こり，0.1％が尿管に生じる。深部浸潤性子宮内膜症の集団では 20 〜 50％に発生する。有病者の年齢は 20 〜 57 歳で，平均 33 歳である。尿路子宮内膜症のなかでの有病率は膀胱 85 〜 90％，尿管 10％，腎臓 4％，尿道 2％と，膀胱がほとんどを占める。

膀胱部の子宮内膜症の症状は月経時に増悪する膀胱痛，排尿障害，血尿，頻尿などが主で，尿失禁はまれである．初期評価は骨盤と腎臓の超音波がよい．膀胱超音波は検出率97%と高いが，行える施設が限られている．CT urographyを推奨する意見もある．ほかに膀胱鏡やMRIなども評価に有用である．鑑別診断は尿路結石，間質性膀胱炎，尿管結石，膀胱腫瘍である．

　尿管部の子宮内膜症は50%が症状なし，25%が腹痛，15%が肉眼的血尿を来す．まずは超音波で水腎症の有無を評価し，水腎症があればCT urographyが推奨されている．

 クリニカルパール

- 子宮内膜症の既往が原因不明の腸閉塞や下肢・鼠径部痛の原因究明に光を当てることがある

● 文献
- 坪山尚寛．〔ワークショップⅡ-3/子宮内膜症の画像―癌化と稀少部位―〕稀少部位子宮内膜症の画像診断．日本エンドメトリオーシス会誌 2016；37：60-5．
- Berlanda N, Vercellini P, Fedele L. Endometriosis : Clinical manifestations and diagnosis of rectovaginal or bowel disease. UpToDate． 閲覧日：2018/09/10
- Berlanda N, Vercellini P, Fedele L. Endometriosis of the bladder and ureter. UpToDate． 閲覧日：2018/09/10
- Joseph-Vempilly J. Thoracic endometriosis : Pathogenesis, epidemiology, and pathology. UpToDate． 閲覧日：2018/09/10

41

臍の周りのダークブルーの斑点

鑑別診断
- Fabry病
- フコシドーシス，シアリドーシス，GM1ガングリオシドーシス，ガラクトシアリドーシス，β-マンノシドーシス，Schindler病II型，アスパルチルグルコサミン尿など，他のライソゾーム病

解説
臍の周りのダークブルーの斑点(periumbilical dark blue macules)はFabry病の古典的症状の1つの被角血管腫(angiokeratoma)である．皮膚表層の個々の点状の暗赤色から青黒色の血管拡張の集簇として認められる．この病変は平坦あるいは少し盛り上がっており，圧をかけても白くならない．

Fabry病における被角血管腫は71%に認められ，平均16.8歳で発症する．分布で多いのは陰茎，陰囊，臀部，大腿内側，背部である．年齢とともに病変の数は多くなり，唇，指先，掌，爪先にも認められる．

女性では36%にみられ背部や胸部に多い．

Fabry病の症状は多彩で非特異的なものも多く，発症から診断まで10年といわれている．被角血管腫は基本的に良性疾患であり単独では精査に値しないものだが，一方，Fabry病でもよくみられるため，位置や分布に関係なくFabry病を疑うきっかけの1つになりうる．家族歴のないFabry病を診断するのは皮膚科が28%と最も多かった．ほかに神経科(23%)，腎臓科(19%)，リウマチ科(2%)，循環器科(2%)で診断されることもあり，多くの科で患者がかかわっている可能性がある．別な切り口では，ライソゾーム酵素の欠損により血管内皮細胞や平滑筋

細胞に糖脂質が蓄積する vasculopathy のため臓器障害のパターンも大血管(脳，心臓，動脈)，小血管(眼，腎臓)でよくみられ，糖尿病の合併症に非常によく似ているともいえる。典型的には小児発症で四肢の疼痛と無汗症を呈するという病像があるが，成人発症で心 Fabry 病や非典型脳梗塞などの表現もあり，注意が必要である。

クリニカルパール

- Fabry 病の表現が完成するには年余を経ることが多い。部分から全体を推測する力が試される疾患である

● 文献
- MacDermot KD, Holmes A, Miners AH. Anderson-Fabry disease : clinical manifestations and impact of disease in a cohort of 98 hemizygous males. J Med Genet 2001 ; 38 : 750-60.　PMID : 11694547
- Zampetti A, Orteu CH, Antuzzi D, et al. Angiokeratoma : decision-making aid for the diagnosis of Fabry disease. Br J Dermatol. 2012 ; 166 : 712-20. PMID : 22452439
- Guinovart RM, Bielsa I, Pintos-Morell G, et al. Fabry disease and the clinical spectrum of angiokeratomas. Actas Dermosifiliogr 2013 ; 104 : 261-3. PMID : 22975414
- Branton MH, Schiffmann R, Sabnis SG, et al. Natural history of Fabry renal disease : influence of alpha-galactosidase A activity and genetic mutations on clinical course. Medicine (Baltimore) 2002 ; 81 : 122-38.　PMID : 11889412

42

搔爬痕のみの背部の難治性瘙痒

鑑別診断
・notalgia paresthetica(NP)

解説
brachioradial pruritus syndrome(BPS)と同様に，notalgia paresthetica(NP：背部錯感覚症)も神経原性に瘙痒症状を来す疾患である。Th2-6の脊髄神経の後枝の絞扼が原因という説もある。

　致死的な疾患ではないがQOL(quality of life：生命の質)に影響を及ぼす疾患である。

　症状は片側性で肩甲骨や上背部に生じる間欠的な瘙痒感がメインになる。増悪因子はない。

　皮膚の疾患ではないので，皮膚所見は擦過の結果による色素沈着や二次性アミロイドーシスとなる。

　NPの43症例を評価した研究では，34人が女性，9人が男性で女性のほうが多く，平均年齢は47.4±12.1歳(幅は21〜74歳)であった。デルマトームの分布で多い場所はC7やTh4の部位であった。30%が瘙痒部の疼痛，27%が間欠的な感覚異常，12%が間欠的な感覚過敏を自覚した。

　79%で脊椎(頸椎＞胸椎)に病変があり65%で症状のデルマトームと脊髄の部位が一致した。ヘルニアが約25%，退行性変化が33%，両方あるのが3%あった。鑑別診断は背部に限局した瘙痒症状と色素沈着を来す疾患であり，早期皮膚アミロイドーシス，色素性皮膚炎，癜風，神経皮膚炎，慢性単純性苔癬などもある。治療はさまざまな報告があるが，局所カプサイシンやガバペンチンなどが有用とされている。そのほ

かに運動やリハビリテーションや経皮的電気刺激などの有用性を示す報告もある。

 クリニカルパール

- 高齢者の原因不明の背部の間欠的な瘙痒感は上部椎体を診察する合図である

● 文献
・Savk O, Savk E. Investigation of spinal pathology in notalgia paresthetica. J Am Acad Dermatol 2005 ; 52 : 1085-7.　PMID：15928634
・Howard M, Sahhar L, Andrews F, et al. Notalgia paresthetica : a review for dermatologists. Int J Dermatol 2018 ; 57 : 388-92.　PMID：29243804
・Savk E, Savk O, Sendur F. Transcutaneous electrical nerve stimulation offers partial relief in notalgia paresthetica patients with a relevant spinal pathology. J Dermatol 2007 ; 34 : 315-9.　PMID：17408440

43

咳をすると足が痛い

鑑別診断
・深部静脈血栓症(DVT)

解説
深部静脈血栓症(deep venous thrombosis：DVT)にみられる徴候の1つであるLouvel signのことである。

　DVTの身体所見には片側の圧痛，熱感，紅斑，チアノーゼ，浮腫などがあるが，臨床像のみでの判断は難しい。有意な所見は非対称の2 cm以上の腫脹〔陽性尤度比(likelihood ratio：LR＋) 2.1〕，表在静脈の怒張(LR＋ 1.6)，下肢全体の腫脹(LR＋ 1.5)，皮膚温の左右差(LR＋ 1.4)であるが，いずれも診断的価値はわずかであり，DVTを確実に否定する身体所見はない。名前がついたDVTの身体所見には下記のものがあり，Homans signが有名だが，臨床的な有用性は限られている。

- Louvel sign：咳やくしゃみによって血栓性静脈に沿った痛みが悪化する。静脈の中枢側を指で圧迫し静脈の拡張を遮ると，この徴候は出ないとされる
- Homans sign：膝を30度くらいに曲げた状態で足関節を背屈させ，ふくらはぎ上部の疼痛を生じれば陽性とされる。米国の外科医John Homansが1941年に，強制的に足を背屈させると膝の裏側に不快感が生じる「背屈徴候」はDVTの徴候だとした。当時はHomans signと称されていたが，Homans自身はその表現を使わず，のちに別の医師が最初の報告者であるとした。その後，偽陽性の報告がなされ1944年に再定義され「不快感」の記載が消えた。晩年には自分の名前がつくことを忌避していたようである。ハイヒールを履く女性や椎間

板ヘルニアを含む腰仙部の疾患でも陽性になる
- Lowenberg sign：下腿に血圧測定用のカフを巻き加圧すると，100〜150 mmHgの圧迫で疼痛が生じる
- Lisker sign：中央前方の脛骨表面を打診したときの痛みで血栓性静脈炎の65％に出現するといわれている
- Bancroft's sign（Moses' sign）：ふくらはぎの筋肉を前方に押すことで痛みが誘発され，左右の側面から押したとき圧痛がなければ陽性
- Pratt's sign：下肢挙上しても静脈が虚脱しない

● DVT vs. POCUS

DVTの除外にはD-dimerが有用とされているが，感染症や炎症，外傷，動脈硬化，心房細動，悪性腫瘍などさまざまな疾患で上昇するため特異度が低い。近年，POCUS（point-of-care ultrasound）によるDVTスクリーニングの有用性が示されており，3-point（総大腿静脈，伏在大腿静脈接合部，膝窩静脈）をチェックすることで，感度90〜93％，特異度90〜98％を示し，臨床的に非常に有用と考えられる。

● DVTの身体所見のエビデンス（感度，特異度，LR所見あり／所見なしの順番に記載）
- ふくらはぎまたは足首の腫脹：感度41〜90％，特異度8〜74％，LR 1.2 / 0.7
- ふくらはぎの非対称性の2 cm以上の腫脹：感度61〜67％，特異度69〜71％，LR 2.1 / 0.5
- 片側下肢全体の腫脹：感度34〜57％，特異度58〜80％，LR 1.5 / 0.8
- 表在静脈の怒張：感度28〜33％，特異度79〜85％，LR 1.6 / 0.9
- 紅斑：感度16〜48％，特異度61〜87％，LR NS* / NS
- 表在静脈の血栓性静脈炎：感度5％，特異度95％，LR NS / NS

- 圧痛：感度 19 〜 85％，特異度 10 〜 80％，LR NS / NS
- 非対称性の皮膚の冷感：感度 42％，特異度 63％，LR NS / NS
- 非対称性の皮膚の温感：感度 29 〜 71％，特異度 51 〜 77％，LR 1.4 / NS
- 索状物の触知：感度 15 〜 30％，特異度 73 〜 85％，LR NS / NS
- Homans 徴候：感度 10 〜 54％，特異度 39 〜 89％，LR NS / NS

＊ NS = not significant

 クリニカルパール

- 総花的なフィジカルもスコアリングも，臨床医の直観に勝ることはない，ということを教えてくれるのが DVT である

● 文献
- 須藤博，藤田芳郎，徳田安春，岩田健太郎(監訳)．サパイラ 身体診察のアートとサイエンス 原書第 4 版．東京：医学書院，2013：546-8
- 柴田寿彦，長田芳幸(翻訳)．マクギーの身体診断学 改訂第 2 版．東京：診断と治療社，2014：415-22
- 金城紀与史，前野哲博，岸本暢将(翻訳)．身体診察シークレット．東京：メディカルサイエンスインターナショナル，2009：778-81
- Kahn SR. The clinical diagnosis of deep venous thrombosis : integrating incidence, risk factors, and symptoms and signs. Arch Intern Med 1998 ; 158 : 2315-23. PMID：9827782
- Goodacre S, Sutton AJ, Sampson FC. Meta-analysis : The value of clinical assessment in the diagnosis of deep venous thrombosis. Ann Intern Med 2005 ; 143 : 129-39. PMID：16027455
- Oudega R, Hoes AW, Toll DB, et al. The value of clinical findings and D-dimer tests in diagnosing deep vein thrombosis in primary care. Semin Thromb Hemost 2006 ; 32 : 673-7. PMID：17024594
- Zuker-Herman R, Ayalon Dangur I, Berant R, et al. Comparison between two-point and three-point compression ultrasound for the diagnosis of deep vein thrombosis. J Thromb Thrombolysis 2018 ; 45 : 99-105. PMID：29243193
- Pedraza García J, Valle Alonso J, Ceballos García P, et al. Comparison of the Accuracy of Emergency Department-Performed Point-of-Care-Ultrasound (POCUS)in the Diagnosis of Lower-Extremity Deep Vein Thrombosis. J Emerg Med 2018 ; 54 : 656-64. PMID：29306580

44

灼熱感を伴う足の発赤と疼痛

鑑別診断
- 特発性／遺伝性肢端紅痛症
- 非特発性肢端紅痛症
    本態性血小板血症
    真性多血症
    慢性骨髄性白血病
    骨髄線維症
    関節リウマチ
    全身性エリテマトーデス
    血管炎

解説

強い灼熱感と発赤を伴う足の痛みは，肢端紅痛症の特徴的な症状である。肢端紅痛症は特発性と骨髄疾患，リウマチ性疾患，血管炎に関連するとされる非特発性に分類される。

　肢端紅痛症はまれな疾患であり，10万人に2人の頻度とされている。若干の性差が存在し，女性に多い。また，発症時期は中年に多く，小児では非常にまれとされている。病態は明確になっていないが，血管(血流増加，皮膚温上昇)，神経(大・小線維の神経障害と発汗調節障害)，遺伝(SCN9Aの変異)の3要素が主に関与していると考えられている。症状は発赤，灼熱感を伴う痛みが主体であり，間欠性で1回あたり数分から数時間持続して消失する。90％の患者では下肢(特に足部)に症状が認められるが，25％の患者では手指にも起こるとされる。症状は温まることで誘発される可能性があり，就寝中や運動時に起こりやすい。また，症状出現時に，患者自身が疼痛緩和目的に患部を冷却しよう

とする行為に及ぶことが特徴的である。症状の間欠期には全く皮膚の変化が認められないこともあるが，2/3の患者では罹患部位の冷感や紫色の色調変化が認められる。診断的な検査はなく，特徴的な症状と皮膚の変化をもとに診断する。なお，10%程度の患者では骨髄増殖性疾患と関連があるため，血算を含めた精査が必要になることもある。

クリニカルパール

- 四肢末端の発赤と疼痛では，骨髄増殖性腫瘍を考える

● 文献
- Reed KB, Davis MD. Incidence of erythromelalgia : a population-based study in Olmsted County, Minnesota. J Eur Acad Dermatol Venereol 2009 ; 23 : 13-5. PMID : 18713229
- Alhadad A, Wollmer P, Svensson A, et al. Erythromelalgia : Incidence and clinical experience in a single centre in Sweden. Vasa 2012 ; 41 : 43-8. PMID : 22247059
- Kvernebo K. Incidence and prevalence. Erythromelalgia : A condition caused by microvascular arteriovenous shunting. VASA, Oslo 1998. Vol 51, p.13

45

起立時の足の瘙痒感

鑑別診断
- 自律神経障害

解説
起立時の瘙痒感は起立時の静脈容量の増加による皮膚の伸展効果によると思われる。ほかに自律神経障害のユニークな症状として（自律神経障害による血管伸展障害）粘膜静脈の拡張による鼻閉が2割ほどで生じる。

● 自律神経障害の症状

- 失神：95％
- 無汗症：70％
- 臥位での高血圧：57％
- 尿失禁：43％
- 便秘：41％
- 錐体外路障害：38％
- 構音障害：27％
- 鼻閉：16％
- 狭心症：11％
- 夜盲：8％
- 呼吸停止：5％
- 下痢：5％

 クリニカルパール

- 起立時の足瘙痒感だけでは病的意義は少ないが，特に失神をはじめとするADL（activity of daily living：日常生活活動）や予後に影響する症状の予測と患者説明を行ううえで重要なきっかけとなる

● 文献
- Hines S, Houston M, Robertson D. The clinical spectrum of autonomic dysfunction. Am J Med 1981；70：1091-6.　PMID：6972166

46

歩くと痛いが走るのは問題ない

鑑別診断
- 膝窩動脈絞扼症候群(popliteal artery entrapment syndrome)
- 神経絞扼
- 腱障害
- 血管疾患(動脈解離，塞栓症，外膜性囊胞性疾患，閉塞性血栓血管炎)
- 脛骨過労性骨膜炎 / medial tibial stress syndrome / シンスプリント
- 疲労骨折
- 慢性運動コンパートメント症候群(chronic exertional compartment syndrome)
- 膝窩動脈外膜囊腫
- 膝窩動脈捕捉症候群
- 全身性，代謝性疾患

解説
「歩くと痛いが走るのは問題ない」という症状は膝窩動脈絞扼症候群(popliteal artery entrapment syndrome)の早期に起こるといわれている。

　膝窩動脈絞扼症候群は運動選手に多くみられ，若年男性に発症した運動時の腓腹部痛または足部痛の場合に膝窩動脈外膜囊腫とともに鑑別に挙がるまれな疾患の1つである。腓腹筋内側頭に対する膝窩動脈の走行異常や膝窩部の筋肉異常等が原因となる。

　主な症状は運動時の下腿の痛み。特に傾斜を走ったりジャンプを繰り返したりすると筋けいれんは悪化する。慢性運動コンパートメント症候群とは異なり，運動を止めるとすぐ改善する。症例によっては安静時の痛み，下肢の寒気や感覚障害，数時間の症状継続が起きうる。

診察では腓腹筋の内側頭の圧痛や足首の底屈で増強する膝窩の血管雑音がみられることはあるが，血管雑音は狭窄が50％にならないと出現しない。診察で正常のこともある。

　膝窩動脈絞扼候群は介入しないままにすると膝窩動脈の内皮障害を生じ，最終的に閉塞や下肢の虚血性障害を引き起こしたりするため，動脈壁損傷や血管合併症が発症する前に介入するのが重要である。そのため，若年者に起きた運動時の下腿の痛みなど膝窩動脈絞扼症候群やその周辺疾患を疑ったら早期にコンサルトするのがよい。Richの分類で6パターンある。

　誘発超音波の感度は83～90％，CTAやトレッドミルは感度100％とされる。両側性が25～76％にみられるため両側で評価することも重要である。

 クリニカルパール

- 走るとよくなるのは，早期で絞扼が軽度の際に一時的な血流の増加が見込まれるから，とされる

● 文献
- Sotos JG. Zebra cards™ — An Aid to Obscure Diagnosis.
- Hislop M, Kennedy D, Cramp B, et al. Functional Popliteal Artery Entrapment Syndrome : Poorly Understood and Frequently Missed? A Review of Clinical Features, Appropriate Investigations, and Treatment Options. J Sports Med(Hindawi Publ Corp) 2014 ; 2014 : 105953.　PMID : 26464888
- Joy SM, Raudales R. Popliteal Artery Entrapment Syndrome. Curr Sports Med Rep 2015 ; 14 : 364-7.　PMID : 26359836

47

皮疹のない前腕の難治性瘙痒

鑑別診断
・brachioradial pruritus(BRP)

解説
brachioradial pruritus(BRP)は古典的には皮膚所見のない近位前腕背側の局所的な瘙痒を来す，神経原性の疾患である．分布が上腕，肩，頸部，体幹部に及ぶこともある．

　Mayoの111人のレビューでは，BRPの72％が女性，年齢の平均は59歳(57±11.9，12〜84歳の幅)，75.7％が両側性であった．瘙痒症状だけでなく灼熱感や刺すような痛みもありうる．間欠性のことも持続性のこともある．太陽曝露で増悪し，季節性のデータがある患者では67％が夏季の症状増悪を報告していた．"ice-pack sign"といって冷却で改善するのも特徴の1つとされている．多い原因として太陽光曝露と頸椎疾患の示唆がある．BRPの48.6％が長時間の太陽への曝露の既往があり，頸部の画像検査が撮像された93％でC5-8の異常が認められた．画像が撮像された78％で関節変形疾患，18％で椎間孔狭窄，13％で脊柱管狭窄症，13％でヘルニアが認められ，22％で複数の異常があった．脊髄腫瘍に伴って出現した報告もあるが，運動や神経学的な異常があった．診察上で神経学的な異常(神経根症や末梢神経障害の所見)があるのは2割程度，筋電図では約12％に軸索性末梢神経障害の所見があった．体温調節性汗検査では20％で異常が認められた．治療はさまざまな報告があるが，局所カプサイシン，プレガバリン，ガバペンチンなどによる治療奏効の報告がある．

クリニカルパール

- 皮疹がなく日光曝露で増悪する前腕の難治性瘙痒をみたら "brachioradial pruritus" を想起する。C線維障害が推定され，特に難治性が予想される

● 文献

- Bernhard JD, Bordeaux JS. Medical pearl : the ice-pack sign in brachioradial pruritus. J Am Acad Dermatol 2005 ; 52 : 1073.　PMID：15928630
- Mirzoyev SA, Davis MD. Brachioradial pruritus : Mayo Clinic experience over the past decade. Br J Dermatol 2013 ; 169 : 1007-15.　PMID：23796379
- Yilmaz S, Ceyhan AM, Baysal Akkaya V. Brachioradial pruritus successfully treated with gabapentin. J Dermatol 2010 ; 37 : 662-5.　PMID：20629833
- Atiş G, Bilir Kaya B. Pregabalin treatment of three cases with brachioradial pruritus. Dermatol Ther 2017 ; 30(2). doi: 10.1111/dth.12459.　PMID：28168835
- Kavak A, Dosoglu M. Can a spinal cord tumor cause brachioradial pruritus? J Am Acad Dermatol 2002 ; 46 : 437-40.　PMID：11862184

48

深部静脈血栓症後の同側下肢痛

鑑別診断
- postthrombotic syndrome(PTS)
- 深部静脈血栓症の再燃
- 蜂窩織炎
- Baker 嚢腫(膝窩嚢腫)
- 筋骨格系疾患

解説
一般に片側下肢痛では，筋骨格系疾患，Baker 嚢腫(膝窩嚢腫)，深部静脈血栓症や蜂窩織炎を疑う．深部静脈血栓症後の場合はそれらに加えて，深部静脈血栓症の再燃や postthrombotic syndrome(PTS)も鑑別に挙げる．

　PTS は深部静脈血栓症の後に生じる同側の下肢痛や腫脹，しびれ感やかゆみを含む症候群である．深部静脈血栓症の適切な治療後も 1/3 に発症し，5～10％は潰瘍を伴うなど，重症化する．深部静脈血栓症後に症状が 1 か月と持続すること，総大腿静脈から腸骨静脈の近位であること，初発の深部静脈血栓症が片側であること，肥満，高齢がリスクとなるとの報告があるが，予測は難しい．典型的には，労作で増悪し，安静や下肢挙上で軽快する慢性の下肢痛，浮腫，潰瘍を認める．二次性の静脈瘤を伴うこともある．症状の程度には差があり，日常動作の制限を伴うことがある．深部静脈血栓症の初期症状が改善した後に，3～6 か月して PTS の症状が出現することもある．

　診断は臨床診断であり，症状が合致する際は，侵襲的な検査は不要とされている．下肢挙上や弾性ストッキング着用が治療である．弾性ス

トッキングは浮腫や下肢痛・下肢違和感を軽減するが，下肢動脈閉塞を伴う際は禁忌とされる。潰瘍に対しては，局所療法を行う。薬物療法に関しては，hydroxyethylrutoside が改善につながったとの報告もあるが，2019 年 3 月現在，日本では保険適用としては認められていない。また，血管内治療や外科的治療についての症例報告はあるものの，大規模な研究はなされていない。

また，初発の深部静脈血栓症に対する抗凝固療法を長期に施行してもPTS の発症は減らせないとされているが，ワルファリン内服時は不十分なプロトロンビン時間-国際標準比(prothrombin time-international normalized ratio：PT-INR)は同疾患の発症リスクとなるという報告もある。

そのため，深部静脈血栓症を発症しないように，入院後の高リスク群には適切な予防介入が有効である。

特に誘因のない深部静脈血栓症再燃の場合は，過凝固の精査や閉塞機転の精査も考慮する。ただ，過凝固の素因があったとしても，PTS との関連ははっきりしていない。

クリニカルパール

- ほとんどの人間の左脚は右より 0.5 cm 太いとされる。これは右総腸骨動脈と左総腸骨静脈が交差することが原因といわれている

● 文献
・Kahn SR. How I treat postthrombotic syndrome. Blood 2009；114：4624-31. PMID：19741190
・Hull R, Hirsh J, Sackett DL, et al. Clinical validity of a negative venogram in patients with clinically suspected venous thrombosis. Circulation 1981；64：622-5. PMID：7261292

49

長時間風呂に入ってもしわができない

鑑別診断
・四肢の末梢交感神経障害
・小径線維ニューロパチー（small-fiber neuropathy）

解説
長時間風呂に入ってもしわができないのは皮膚にしわをつくる能力が失われたことを意味する。温水につけた指にしわができるかどうかの検査は末梢の自律神経の評価に使えるといわれている。ほかにも，小径線維ニューロパチー（small fiber neuropathy）に対して40℃の温水に30分つけて指のしわができるかどうかの検査は表皮内神経線維密度の検査と同等の感度を示したという報告もある。

　逆に，しわができやすくなる疾患もある。嚢胞性線維症の患者は汗腺周囲の組織における電解質の変化が大きいため，迅速で顕著な皮膚の交感神経活動が誘発される。そのため，嚢胞性線維症の患者では掌にしわができやすく，最大84％に生じる（水中に手を浸して2〜3分でしわができる）。キャリアの25％でも生じる（典型的には5〜7分でしわができる）といわれている。

 クリニカルパール

● この「温水検査」は神経伝導速度検査よりも簡易な小径線維ニューロパチーの検査である

● 文献

- Djaldetti R, Melamed E, Gadoth N. Abnormal skin wrinkling in the less affected side in hemiparkinsonism-a possible test for sympathetic dysfunction in Parkinson's disease. Biomed Pharmacother 2001 ; 55 : 475–8. PMID : 11686582
- Braham J, Sadeh M, Sarova-Pinhas I. Skin wrinkling on immersion of hands : a test of sympathetic function. Arch Neurol 1979 ; 36 : 113–4. PMID : 420620
- van Barneveld S, van der Palen J, van Putten MJ. Evaluation of the finger wrinkling test : a pilot study. Clin Auton Res 2010 ; 20 : 249–53. PMID : 20461436
- Teoh HL, Chow A, Wilder-Smith EP. Skin wrinkling for diagnosing small fibre neuropathy : comparison with epidermal nerve density and sympathetic skin response. Neurol Neurosurg Psychiatry 2008 ; 79 : 835-7. PMID : 18270233
- Megna M, Cantelli M, Martellotta D, et al. Aquagenic wrinkling of the palms : a case report and literature review. Dermatol Online J 2016 ; 22. pii: 13030/qt29g4r1k4. PMID : 28329612

50

指の皮下出血

鑑別診断
・Achenbach 症候群

解説
Achenbach 症候群は明らかな誘因なしに突然，手指や手掌（まれに趾や足底）に皮下出血を生じ，疼痛，しびれ，つっぱった感じ，紫斑，腫脹などの症状が生じる疾患である。

　中年女性の掌側の手指に疼痛を伴う皮下血腫が突然発症し，数日で後遺症なく消退するのが典型的パターンである。女性のほうが多く（91.6％），年齢の中央値は 49.5 歳，91％が 60 歳未満である。基本的に片側性（右＞左）の指の変色で発症する。すべての指で起きうるが一番多いのは中指で，次に示指になる。薬指の場合は Achenbach 症候群の好発部位ではなく血栓症を鑑別に考える必要がある。掌側（81.7 〜 83.5％）が多く，背側が 11.3％，側面が 4.2％程度とされる。症状は疼痛（58％），浮腫（58％），しびれ感（25％），かゆみ（25％）などを来す。症状が改善するまでの中央値は 4 日（2 〜 14 日）。誘因で外傷が関連するのは 3 割程度，日常生活レベルの軽微な労作でも起こるとされ，原因は不明なことが多い。

　鑑別診断を部位ごとに挙げるとすれば下記のようになる。
・大動脈弓：アテローム性動脈硬化症，高安動脈炎，巨細胞性動脈炎，塞栓症を発症する動脈瘤疾患
・鎖骨下 / 腋窩動脈：胸郭出口症候群，外傷，アテローム性動脈硬化症
・上腕，橈骨，尺骨動脈，手掌弓：膠原病，アテローム性動脈硬化症，Buerger 病，外傷，尺骨動脈血栓症

・指の動脈：Raynaud 症候群，血管攣縮，膠原病，微小血栓，振動誘発の障害，寒冷による障害，真性多血症（polycythemia vera：PV）などの血液疾患

　基本的には Raynaud 現象，急性虚血肢，Buerger 病，肢端紫藍症，Gardner-Diamond 症候群/心因性紫斑病，凍瘡（しもやけ）などの指の病気が鑑別に挙がるが，多くは病歴で鑑別可能である．例を挙げるとすれば，食事関連，温度変化，色の変化に伴い慢性の経過であれば Raynaud 現象，30 歳未満発症，対称性，寒冷刺激，屋外での職業，痩せ型などがあれば先端紫藍症，指以外でも発症，人格障害，嘔気，失神や出血，関節痛や筋肉痛などを伴う場合は Gardner-Diamond 症候群/心因性紫斑病，指の所見に瘙痒や潰瘍があり，それにより症状が出ており，寒冷曝露があれば凍瘡を考える．

　Achenbach 症候群の文献に関しては "rare" という表現が多いが，おそらく rare ではなく過小診断されている可能性が考えられる．知ってさえいれば System 1（直観的診断）で診断できる uncommon disease である．経過観察のみで自然に消退する良性疾患であるが，無駄な紹介や検査を予防するためや，症例によっては再発することもあり再発時は経過観察でよいことを説明するためにも，プライマリ・ケアや救急の現場で働いている医師がこの疾患を認知しておくことは重要である．

クリニカルパール

- 中年女性の中指か示指の掌側に疼痛を伴う皮下血腫をみたら，Achenbach 症候群を考える

● 文献
・Kordzadeh A, Caine PL, Jonas A, et al. Is Achenbach's syndrome a surgical emergency? A systematic review. Eur J Trauma Emerg Surg 2016；42：439-43. PMID：26669687

- Yamamoto Y, Yamamoto S. Achenbach's Syndrome. N Engl J Med 2017 ; 376 : e53.　PMID : 28657879
- Harper CM, Waters PM. Acute idiopathic blue finger : case report. J Hand Surg Am 2013 ; 38 : 1980-2.　PMID : 24021741
- Carpentier PH, Maricq HR, Biro C, et al. Paroxysmal finger haematoma--a benign acrosyndrome occurring in middle-aged women. Vasa 2016 ; 45 : 57-62. PMID : 26986711

51

両上肢を上げると顔面が赤くなる（Pemberton's sign）

鑑別診断
- 上大静脈症候群
- 上大静脈血栓症
- 甲状腺腫瘍，橋本病
- 縦隔内腫瘍

解説

1946年に胸骨後部甲状腺腫瘍の症例でPembertonにより報告された現象である。上肢挙上してから30秒程度で，顔面のうっ血やチアノーゼ，頭頸部の静脈拡張が起きる現象である。原因としては上記の鑑別診断に挙げた上大静脈症候群や上大静脈血栓症，胸骨後部の腫瘍などが報告されている。Pemberton's signというと甲状腺腫瘍が有名だが，胸骨後部に腫瘍性病変があればいいので，肺癌，リンパ腫，胸腺腫，大動脈瘤なども原因疾患になりうる。Castleman病や囊胞性線維症による縦隔リンパ節腫大からの上大静脈症候群による報告もある。

　Pemberton's signの機序としてはこれまで，甲状腺が移動しコルクのように塞いでいる（"thyroid cork"といわれる）という説や，胸郭入口の上昇による胸郭入口の狭窄，上肢挙上による側副血行路の閉塞が原因であるとする説が考えられていたが，最初の報告から70年経って行われた，甲状腺腫瘍によるPemberton's signの症例において正常時と上腕挙上時に造影MRIを撮像し比較した研究(!!)により，鎖骨先端が内側と足側に動くことによる血管圧迫が原因であることが判明した。腕の挙上前後を比較したところ甲状腺の位置は変わっておらず，特に右外頸静脈と鎖骨下静脈が圧迫されていることが比較画像で判明した。

なお，この Pemberton's sign，なんと 2004 年と 2018 年に New England Journal of Medicine (NEJM) の Clinical Picture に採用されている．特徴的な身体診察所見をみつけたら画像に残しておくのも臨床の楽しみ方の 1 つかもしれない．

クリニカルパール

- 両上肢挙上で頭頸部うっ血が起きるのであれば，病変部位は胸骨後部や上大静脈である

● 文献
- Pemberton HS. Sign of submerged goitre. Lancet 1946 ; 251 : 509 (Letter).
- Anders HJ. Compression syndromes caused by substernal goitres. Postgrad Med J 1998 ; 74 : 327-9. PMID : 9799884
- Antonarakis ES. Pemberton sign. Mayo Clin Proc 2007 ; 82 : 859. PMID : 17605968
- De Filippis EA, Sabet A, Sun MR, et al. Pemberton's sign : explained nearly 70 years later. J Clin Endocrinol Metab 2014 ; 99 : 1949-54. PMID : 24646105
- Crispo MM, Fidalgo G, Fix ML, et al. A case of superior vena cava syndrome demonstrating pemberton sign. J Emerg Med 2012 ; 43 : 1079-80. PMID : 21911281
- Tavakkoli H, Asadi M, Haghighi M, et al. Therapeutic approach to "downhill" esophageal varices bleeding due to superior vena cava syndrome in Behcet's disease : a case report. BMC Gastroenterol 2006 ; 6 : 43. PMID : 17192182
- Basaria S, Salvatori R. Images in clinical medicine. Pemberton's sign. N Engl J Med 2004 ; 350 : 1338. PMID : 15044645
- Abu-Shama Y, Cuny T. Pemberton's Sign in a Patient with a Goiter. N Engl J Med 2018 ; 378 : e31. PMID : 29847764

52

足の痛み＋足指の不随意運動

鑑別診断
- painful legs and moving toes syndrome(PLMT)
- restless leg syndrome(RLS)
- 不随意運動疾患：舞踏病，偽性アテトーゼ，脊髄分節性ミオクローヌス，薬剤性ジスキネジア
- てんかん
- 複合性局所疼痛症候群(CRPS)
- 心因性障害
- Wilson病
- 甲状腺機能亢進症

解説

painful legs and moving toes syndrome(PLMT)のillness scriptは「中年頃に発症する1つ以上の難治性の手足の痛みと非周期性の指の不随意運動を伴うまれな疾患」である。restless leg syndrome(RLS)と間違われることがあるが臨床像は異なる。

　PLMTは上記にあるようにまれな難治性疼痛と運動障害を伴う疾患である。1971年に初めて下肢の症例で報告された。その後，上肢や舌に生じた報告などもある。症状は難治性疼痛と不随意運動がメインだが，基本的に疼痛症状が前面に出ることが多い。

　平均発症年齢は58歳(幅は24〜86歳)，評価を受けるまでは平均5年程度とされている。症状は下肢が87％，下肢＋上肢が13％と下肢優位に多く，上肢のみの症例はなかった。左右差に関しては左側が41％，右側が24％，両側が33％だが途中で両側性に移行する症例もあり，最終的に58％が両側性となる。

疼痛症状は95％（ほぼすべての症例）が不随意運動より疼痛のほうがつらいと感じていた．しかし，5％程度で疼痛がなく感覚症状（チクチクする感じ，しびれる感じ，縛られるような感じ）のみの報告もある．疼痛症状は「深い」場所でさまざまな性状を示す（うずくような痛み，鈍痛，裂かれるような痛み，灼熱感，ひっかくような痛み，ひきつるような痛みなど）．RLSに特徴的な歩行や体動での改善はなく，ほとんどの症例で増悪する傾向にある．また，多くの患者に疼痛過敏やアロディニアがあった．

　PLMTは1〜2Hz，0.5〜2秒，連続的ないし断続的で非律動性の動きをする．動きの様式は屈曲/伸展，外転/内転，ジストニア，ひきつるような動き，扇状，波，ピアノを引くような動きなど，これもさまざまである．

　原因は中枢神経，脊髄，神経根，末梢神経などさまざまだが，4割が原因不明である．末梢神経障害28％（20％が大径線維，8％が小径線維），外傷後11％（軽症〜重症までさまざま），神経根障害11％，単神経4％（腓骨神経，脛骨神経），その他，硬膜外注射，脊髄造影，足指の手術，神経遮断薬，神経弛緩薬中止後など多岐にわたる．原因が特定できている場合は原因から数日以内に始まることが多いが，約2年の報告もある．基礎疾患の24％に自己免疫疾患〔甲状腺機能低下，ビタミンB_{12}欠乏，特発性血小板減少性紫斑病（idiopathic thrombocytopenic purpura：ITP），原発性卵巣不全，関節リウマチ（rheumatoid arthritis：RA）〕がある．

　神経所見は21％が正常である．異常があっても軽度で，4割が非対称性だった．21％で振動覚低下，37％で腱反射の低下や欠如，16％で遠位の脱力，6％で反射亢進，6％で急速交互運動の障害があった．

　PLMTの治療は主に疼痛緩和になるが1/3程度しか反応しない．治療の選択肢はガバペンチン，プレガバリン，セロトニン・ノルアドレナリン再取り込み阻害薬（serotonin noradrenaline reuptake inhibitor：

表　RLSとPLMTの比較

	RLS	PLMT
疼痛症状	不快感がメイン	重度のことが多い
動きたくなる衝動	あり	なし
運動での変化	改善する	増悪しやすい
概日リズム	関係ある	関係ない
足の動き	睡眠時周期性四肢運動は律動性	非律動性

SNRI），レボドパ，トラマドールによる交感神経遮断，神経根減圧，神経根ブロック，椎弓切除，ボツリヌス毒素などさまざまなものが試されているがどれも有効性ははっきりしない。不随意運動のほうはクロナゼパム，プラミペキソール，ロピニロールで改善することもあるが，疼痛症状の緩和にはならない。平均4.6年間の経過観察期間で8割以上が症状が継続しており，自然完治は期待しにくい。

　RLSとPLMTの臨床像は似ているようで異なる（表）。PLMTの痛みは重度で灼熱感を伴いやすいが，RLSにこれは当てはまらない。PLMTでは動きたくなる衝動はなく，運動や歩行で症状が改善することはない（むしろ増悪しやすい）。PLMTは概日リズムとは関係なく，RLSに関連して生じる睡眠時周期性四肢運動（periodic limb movements in sleep：PLMS）は律動的で睡眠中に起き，PLMTの非律動性の不随意運動とは異なる。

　PLMTは疼痛症状がメインで足指先の不随意運動が認識されないことが多く，他の運動障害と間違われることはあまりない。不随意運動が律動的だったり，振戦，明確なジストニアがあるのであればPLMTと診断すべきではない。PLMTの鑑別になる運動障害は舞踏病やミオクローヌスになる。

　舞踏病は律動的ではないが，片側性ないし全身性の分布となり，片足や両足だけのことはあまりなく疼痛はない。また，PLMTは運動に一定のパターンはあるが，舞踏病は完全にランダムである。偽性アテトー

ゼは動きは完全にランダムだが感覚障害がある。脊髄分節性ミオクローヌスは動きが速く律動的で痛みがない点が異なる。

　複合性局所疼痛症候群 (complex regional pain syndrome：CRPS) は PLMT 同様に外傷後に起きる可能性がある。しかし，CRPS に起因する一般的な運動障害はジストニアか振戦であり，PLMT は血管の変化，浮腫，栄養変化などは生じない。

 クリニカルパール

- 原因不明の足の痛みと足指の不随意運動では，PLMT を考えるが，1/4 に自己免疫疾患の関与がある

● 文献
- Nutt JG. Pharmacokinetics and pharmacodynamics of levodopa. Mov Disord 2008；23：1324-5.　PMID：18781675
- Chen H, Mao Y, Zheng X, et al. Towards Semantic e-Science for Traditional Chinese Medicine. BMC Bioinformatics 2007；8：S3-6.　PMID：17493289
- Hassan A, Mateen FJ, Coon EA, et al. Painful legs and moving toes syndrome：a 76-patient case series. Arch Neurol 2012；69：1032-8.　PMID：22490324
- Reich SG. Painful legs and moving toes. Handb Clin Neurol 2011；100：375-83.　PMID：21496596
- Azzi J, Atweh S, Saade N, et al. Neuroleptics as a cause of painful legs and moving toes syndrome. BMJ Case Rep 2014；2014. pii：bcr2014205117. PMID：25535220

53

尿に空気が混じる（気尿症）

鑑別診断
- 結腸膀胱瘻：憩室炎，悪性腫瘍，炎症性腸疾患，外傷
- 尿路感染症（気腫性腎盂腎炎，気腫性膀胱炎など）
- 膀胱鏡やカテーテル挿入などの尿路操作

解説

膀胱内に空気があるために排尿時に空気が出る，排尿時にプツプツという音がするなどの症状は気尿症といわれる。

　原因として，結腸膀胱瘻やガス産生の腸内細菌による尿路感染症が多い。憩室症や悪性腫瘍の合併症としての大腸瘻孔はまれだが，結腸膀胱瘻を来した場合，2/3 の患者が気尿症，便失禁，再発性尿路感染症を来すといわれている。

　気腫性腎盂腎炎，気腫性膀胱炎は致死率が高く，外科的な介入が必要になることもある感染症である。疫学的に糖尿病がある高齢女性に多いといわれており，コントロール不良の糖尿病の高齢女性が気尿症を訴えた場合は気腫性腎盂腎炎，気腫性膀胱炎を念頭に画像検査などの積極的な精査が望ましい。

　基本的に気尿症単独の症状はまれとされており，腹痛や発熱などの他の症状を来していることが多いといわれている。気尿症単独を調べた研究では，半分が原因不明で良性の経過，約 1/3 が尿路感染症（無症候性尿路感染症）ではあったが約 1/5 で膀胱腸管瘻が認められている。気尿の患者は下腹部の身体診察，尿検査，尿培養，瘻孔を除外するための画像検査（静脈内腎盂造影，膀胱鏡，バリウム検査）による評価を受けるべきである。

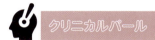

- 尿道カテーテル中の気泡や「尿がプツプツする」の訴えには結腸膀胱瘻や気腫性尿路感染症を考える

● 文献
- Jain H, Greenblatt JM, Albornoz MA. Emphysematous pyelonephritis : a rare cause of pneumaturia. Lancet 2001 ; 357 : 194. PMID : 11213097
- Synhaivsky A, Malek RS. Isolated pneumaturia. Am J Med 1985 ; 78 : 617-20. PMID : 3885731
- Li W, Sanders B, Tolwani A. Pneumaturia and Nephrotic Syndrome Caused by a Hidden Pelvic Malignancy. Am J Med 2018 ; pii : S0002-9343(18)30519-9. PMID : 29913123

54

陰嚢浮腫と左精巣腫大

鑑別診断
- 左腎静脈閉塞（腫瘍や血栓症など）
- 急性膵炎
- 精巣疾患，外傷，ヘルニア
- 腎癌

解説

陰嚢の浮腫自体は大量の体液貯留で全身性の浮腫が起これば生じうる。よくみられるのは心不全や長期臥床など。局所的な原因として精巣疾患，外傷，ヘルニアが考えられる。

それ以外の原因として腹腔内疾患単独により急性陰嚢浮腫が起きることがある。

1つ目の原因として左腎静脈血栓症がある。左精巣静脈と左腎静脈と合流してから下大静脈に入る。そのため，左腎静脈の近位閉塞は陰嚢浮腫と左精巣腫大を引き起こす。

2つ目の原因として急性膵炎がある。後腹膜を通じた水分の移動によって急性の陰嚢浮腫を生じる。両側性の陰嚢浮腫も左側性の陰嚢浮腫のどちらもありうる。

● 腎静脈血栓症に関して

腎静脈血栓症の原因としてネフローゼがあり，特に膜性腎症で起きやすいといわれ，ネフローゼ症候群の15〜20％に発症するという報告もある。

ネフローゼの患者で精索静脈瘤が出た場合は腎静脈血栓症の検索を行

う。そのほかの腎静脈血栓症の原因は，（1）経口避妊薬や抗リン脂質抗体症候群(antiphospholipid syndrome：APS)などの全身性の過凝固状態，（2）後腹膜腫瘍による圧排や腎移植による変化などの局所性，（3）外層や腫瘍浸潤や拒絶反応などの内皮障害などの3パターンに分かれる。

　症状は無症状から嘔気や脱力などの非特異的なものから側腹部痛や血尿など尿管結石様に生じることもある。特異的な症状はなく，疾患の頻度から考えても診断は難しい。超音波検査単独での除外はできないといわれており，診断には造影CTが推奨される。

 クリニカルパール

- 陰嚢浮腫はより上位や近傍の解剖の異常を示すことがある

● 文献
・須藤博，藤田芳郎，徳田安春，岩田健太郎(監訳)．サパイラ 身体診察のアートとサイエンス 原書第4版．東京：医学書院，2013：584-8.
・Puthiyaveetil SA, Mathew A. Left renal vein thrombosis causing left-sided varicocele. Intern Med J 2011；41：211-2． PMID：22747559
・Wang Y, Chen S, Wang W, et al. Renal vein thrombosis mimicking urinary calculus：a dilemma of diagnosis. BMC Urol 2015；15：61． PMID：26133978
・Prentice C, Schofield A. Scrotal swelling after intra-abdominal injury. BMJ Case Rep 2011；2011. pii: bcr0120113722． PMID: 22707655
・Kim SB, Je BK, Lee SH, et al. Scrotal swelling caused by acute necrotizing pancreatitis：CT diagnosis. Abdom Imaging 2011；36：218-21． PMID：20661561
・Chen W, Wang X, Zhang J. Left scrotal swelling caused by severe acute pancreatitis in a 38-year-old Chinese male. Int J Clin Exp Med 2015；8：8194-6． PMID：26221392

55

尿を放置すると黒くなる

鑑別診断
・アルカプトン尿症

解説
アミノ酸代謝にかかわるホモゲンチジン酸 1,2-ジオキシナーゼの欠損によりホモゲンチジン酸の血中濃度が上昇する，まれな常染色体劣性代謝疾患である。推定される有病率は，一部の人口で 25 万～100 万人に 1 人と低く，遺伝的隔離や血縁者などの要因によって影響される。日本ではきわめてまれとされている。

　アルカプトン尿症で特異的な症状として，尿の色が最初は正常でも 1～2 時間空気に曝露されると暗褐色に変化するというものがある。そのほかの成人におけるアルカプトン尿症の主な症状に，オクロノーシス (ochronosis) 関連の関節症や腰仙椎の強直がある。ほかの症状として大動脈弁の石灰化，尿管結石，腎機能障害がある。小児は基本的に無症状だが，暗色尿や汚れた下着やオムツはアルカプトン尿症を疑うきっかけになる。

　アルカプトン尿症の診断は 1 歳未満で 21％，残りの 79％は平均 29 歳で診断される。55％は暗色尿，45％は慢性関節痛がきっかけで診断を受けた。約 4％が正確な診断の前にポルフィリン症の誤診や耳や皮膚の不要な生検が行われていた。ミノサイクリンによってアルカプトン尿症のようなオクロノーシスが耳や脊椎や大関節に生じた報告もある。ほかに泌尿生殖器系に黒色腫があれば尿が黒くなることがあるが，通常は排尿時より黒い。

　診断は尿中のホモゲンチジン酸の定量測定，遺伝子診断はホモゲンチ

ジン酸遺伝子の突然変異の分析で行われる。アルカプトン尿症に対して明確に有効性のある治療法はないが、ホモゲンチジン酸の産生を阻害するニチニノンが期待されている。そのほかにチロシンやフェニルアラニンの食事制限やビタミンCなどの報告もあるが、有効性は実証されていない。

● アルカプトン尿症の症状
・関節症状：30歳前に49％，40歳前に94％が腰痛を発症する。脊椎は椎間板の石灰化と融合の後に椎間板の狭小化が起き，頸椎の症状は胸椎や腰椎の後に出てくる。後弯は約53％にみられ，Schober試験での異常(13 cm未満)は約59％でみられた。関節症はよくみられ，50％の患者が55歳までに膝か股関節か肩関節の置換術を受けていた。女性よりも男性で関節症状が進展しやすい
・結合組織：強膜や耳への色素沈着は30歳以降で起きる，重症度はさまざま。57％が腱症状を有し，21％でアキレス腱肥厚，5％が小さな外傷で筋断裂を起こす。ほかに靭帯損傷や関節液貯留や滑膜炎などの症状も来す
・泌尿器系での結石：28％で腎結石があった，腎結石は平均64歳で発症。30％で前立腺石があった。年齢とともに有病率が上昇する
・心臓：大動脈拡張や弁膜症が検出されたときの平均年齢は54歳。冠動脈石灰化は40歳まではないが，59歳で50％に認められる。弁膜症も冠動脈石灰化も年齢とともに有病率が上昇する

クリニカルパール

● 「黒い結合組織」は否定されるまでアルカプトン尿症を考える

● 文献

・Phornphutkul C, Introne WJ, Perry MB, et al. Natural history of alkaptonuria. N Engl J Med 2002 ; 347 : 2111-21. PMID : 12501223
・Galanis N, Kyrkos M. Brown urine and black hip. CMAJ 2012 ; 184 : 1600. PMID : 22496381
・Suwannarat P, Phornphutkul C, Bernardini I, et al. Minocycline-induced hyperpigmentation masquerading as alkaptonuria in individuals with joint pain. Arthritis Rheum. 2004 ; 50 : 3698-701. PMID : 15529343

56

排尿時の動悸と頭痛

鑑別診断
・褐色細胞腫

解説

排尿時の動悸は膀胱の褐色細胞腫を示唆する。圧力の変化による腫瘍への刺激によりカテコラミンが放出される。膀胱褐色細胞腫では，排尿時に頭痛，動悸，発汗だけでなく，震え，嘔気，不安，感覚異常，目のかすみ，めまい，塩味のような感覚を自覚し，通常は数分後に終わる。まれだが排尿時以外にも膀胱カテーテル留置時に発症するという報告もある。

　褐色細胞腫は高血圧の患者の 0.2％未満，年間発生率は 10 万人に 0.8 人と非常にまれな疾患である。

　いわゆる古典的三徴は頭痛，動悸，発汗だが揃う人はほとんどいない。頭痛は症候性患者の 90％でみられ，軽度～重度までさまざまである。発汗は症候性の患者の 60～70％でみられる。ほかの症状としては，強い動悸，全身の脱力，パニック発作様症状，起立性低血圧，心筋症，発作性の血圧上昇がある。褐色細胞腫の 95％は腹部内，85～90％は副腎内，5～10％は多発性。約 10％が悪性腫瘍といわれる。

● 褐色細胞腫の精査の適応
・頭痛＋発汗＋頻脈（高血圧の有無にかかわらず）
・高アドレナリン状態（非労作性動悸，発汗，頭痛，振戦，顔面蒼白）
・20 歳未満発症の高血圧，難治性高血圧，新規発症高血圧＋非典型的糖尿病（diabetes mellitus：DM）（痩せている人の 2 型糖尿病）

- 多発性内分泌腺腫症，神経線維腫症Ⅰ型，von Hippel–Lindau 病
- 褐色細胞腫の家族歴
- 副腎偶発腫（高血圧の有無にかかわらず）
- 麻酔薬，手術，血管造影時の昇圧反応
- 特発性拡張型心筋症
- 消化管間質腫瘍＋肺の軟骨性過誤腫（Carney's triad）

 クリニカルパール

- **排尿時の発作性の血圧上昇を伴う自律神経症状は褐色細胞腫である**

● 文献
- Micturition-induced hypertension in a 58-year-old woman. Am J Med 1985；78：307-16． PMID：3970053
- Raper AJ, Jessee EF, Texter JH Jr, et al. Pheochromocytoma of the urinary bladder：a broad clinical spectrum. Am J Cardiol 1977；40：820-4． PMID：920620
- Young WF. Clinical presentation and diagnosis of pheochromocytoma. UpToDate． 閲覧日：2017/11/05

57

深部腱反射の弛緩相遅延

鑑別診断
- 甲状腺機能低下症
- 高齢者
- 妊婦
- 神経性食思不振症
- 糖尿病
- サルコイドーシス
- 悪性貧血
- 薬剤（βブロッカー，キニジン，レセルピン）
- 低体温
- 末梢動脈疾患（peripheral arterial disease：PAD）
- 末梢の浮腫
- 神経梅毒
- 筋緊張性ジストロフィー

解説

深部腱反射の弛緩相遅延(Woltman sign)は，甲状腺機能低下症患者の約75％にみられ，検査前確率が高い甲状腺機能低下症患者では92％の陽性予測値を有する。病態生理はミオシンATP分解酵素活性の低下と筋小胞体におけるカルシウムの再蓄積率の低下と考えられている。

　正常の深部腱反射の緩和時間は240〜320 msである。甲状腺機能低下症患者の弛緩時間の遅延は，甲状腺ホルモン欠乏のレベルに比例すると思われる。

　本所見の鑑別は下記のように非常に多彩だが，病歴や身体所見などで検査前確率が高い場合や粘液水腫など迅速な対応が必要と考えられる患

者をベッドサイドで迅速に臨床判断するには有用な身体所見と考えられる。

 クリニカルパール

- 深部腱反射弛緩相遅延では，甲状腺機能以外に梅毒と平均赤血球容積（mean corpuscular volume：MCV）とヘモグロビンA1cをオーダーする

● 文献
- Krishnamurthy A, Vishnu VY, Hamide A. Clinical signs in hypothyroidism-myoedema and Woltman sign. QJM 2018；111：193. PMID：29194553
- Houston CS. The diagnostic importance of the myxoedema reflex（Woltman's sign）. CMAJ 1958；78：108-12. PMID：13489635
- Cyriac S, d'Souza SC, Lunawat D, et al. A classic sign of hypothyroidism：a video demonstration. CMAJ 2008；179：387. PMID：18695193
- Marinella MA. Woltman's Sign of hypothyroidism. Hospital Physician 2004：31-2.
- Sumpson GM, Blair JH, Nartowicz GR. Prolonged Achilles reflex in neurosyphilis simulating the "myxedema reflex". N Engl J Med 1963；268：89-91. PMID：13993053
- Simpson GM, Blair JH. Prolonged Achilles reflex. N Engl J Med 1963；268：739-40. PMID：13993054

58

意識障害下で開眼に抵抗

鑑別診断
・心因性昏睡

解説
意識障害があるのに開眼に抵抗するのは心因性昏睡の患者で認められる身体所見の1つである。

　心因性昏睡で認められる身体所見には下記のようなものがある。
・tightly shut eyelids：開眼に抵抗があり，開けても開放すると急速に閉じる。疾患による意識障害がある人を受動的に開眼した場合は開いたまぶたをゆっくり閉める。意識的にまぶたをゆっくり閉じることはできない。まれな状態だが開眼状態の患者の診察には役に立たない
・eye gaze sign：視線が床のほうを見る傾向がある。体の向きを逆にしても床のほうを見る。自発的な眼球運動は起きない。上方を見るパターンの報告もある
・Bell現象：ギュッと目を閉じたり，また目を閉じた状態で無理に目蓋を開けようとすると，Bell現象と呼ばれる眼球の上転が起こる。心因性昏睡で閉眼している患者を開眼させると眼球が上転している。疾患による意識障害の患者では観察されない

　そのほかの所見として，hand drop test(顔面に落とす方法)や疼痛刺激に対する反応が知られているが，これらにはいくつか欠点がある。hand drop testでは疾患による意識障害であれば手は顔面に落ち，心因性であれば手は顔面には落ちない。しかし経験上，落とし方によっては腕の力学のために手が顔面を避けて落ちることもある。hand drop testには落ちるスピードを観察する方法もある。心因性の場合は一定の

トーンを保持することがある。疼痛刺激や有害な刺激を加える方法もある。Harvey's sign という方法で鼻中隔の粘膜に高周波音叉(440〜1024 Hz)をかける方法もある。その他，胸骨，爪床，尺骨神経などに刺激を与える方法があり，反応があれば心因性という方法である。しかし，心因性昏睡の患者は驚くような強い痛みに耐えることもあったり，有害な刺激を感じても応答することができなかったりするという報告もある。有害な刺激は感度も特異度も高くなく，かつ患者に不要な疼痛を与えてしまうという倫理的な点からも，これらの手技は適切な使用を考えるべきである。

 クリニカルパール

- 心因性昏睡は眼に着目する

● 文献
- Ludwig L, McWhirter L, Williams S, et al. Functional coma. Handb Clin Neurol 2016 ; 139 : 313-27.　PMID：27719852

59

一過性に失調運動が起きる

鑑別診断
- episodic ataxia type 1 〜 7
- 脊髄小脳失調症候群
- 多発性硬化症
- Chiari 奇形
- 椎骨脳底動脈循環不全
- 片頭痛
- てんかん
- 迷路異常

解説
一過性に失調運動発作が起きる現象は遺伝性疾患である episodic ataxia によるものが多く，詳細な家族歴の聴取が診断のきっかけとなる。

　episodic ataxia は常染色体優性遺伝の形式をとり，一過性の失調発作を繰り返すことを特徴とする。多くは小児期に初回の発作を起こすが，成人になってからの初発例の報告もある。運動，精神的ストレス，アルコール摂取，カフェイン摂取，発熱，高温環境などが発作のトリガーとなり，1回の発作時間は数秒から数分であるものから数日持続するものまでタイプによって異なる。また，発作頻度も年1〜2回から週3〜4回までさまざまである。発作時には失調以外にめまい，構音障害，脱力，嘔気・嘔吐，複視，頭痛などさまざまな随伴症状が出現する。画像検査等で多発性硬化症，Chiari 奇形，迷路異常，椎骨脳底動脈循環不全の可能性が低いことを調べつつ，家族歴があることを確認することが重要である。なお，片頭痛やてんかんを合併する場合もあるので，これらの存在は episodic ataxia でないことを支持しないので注意

が必要である．確定診断は遺伝子検査によってなされる．治療は病型によるが，アセタゾラミドや抗てんかん薬が用いられる．

 クリニカルパール

- 繰り返す若年発症のめまいで脳幹症状を伴い画像に異常がない場合，親の同症状は診断に直結する

● 文献
- Jen JC, Graves TD, Hess EJ, et al. Primary episodic ataxias : diagnosis, pathogenesis and treatment. Brain 2007 ; 130 : 2484-93. PMID : 17575281
- Spacey S. Episodic Ataxia Type 2. GeneReviews® [Internet].

60

蚊にさされるとひどく腫れる

鑑別診断
- 蚊アレルギー

まれに,
- 慢性活動性 EB ウイルス (CAEBV) 感染症
- EBV 関連 T / NK (natural killer) 細胞リンパ増殖性疾患
- Wells 症候群 (好酸球性脂肪織炎)
- 血液悪性腫瘍 / B 細胞性 (慢性リンパ性白血病, マントル細胞腫, Hodgkin リンパ腫など)
- 原発性 / 二次性の免疫不全

解説

● 蚊にさされると...

蚊の唾液には α-amylase 1, apyrase (抗血小板), α-glucosidase (糖分分解), esterase, anticoagulant, factor Xa, Aed a X1, Aed a X2, female-specific protein, D7, sialokinin (血管拡張作用), anti-tumor necrosis factor, lysozyme (抗菌作用) など 30 種類以上の蛋白質が含まれ, ほとんどがアレルギー物質となる。

　蚊の刺傷に対する典型的な反応は即時反応と遅延反応に分かれ, 即時反応は直径 2〜10 mm の膨疹と 20〜30 分でピークになる周囲の紅斑, 遅延反応は 24〜36 時間で 2〜10 mm くらいの大きさとなり, 24〜36 時間でピークになり 7〜10 日で消失する瘙痒性丘疹となる。即時反応は 70〜90％, 遅延反応は 55〜65％に生じるといわれている。同じ種の蚊にさされると数か月〜数年で下記のような 5 段階のステージを進む。

- ステージ 1：皮膚反応なし (感作段階)

- ステージ2：遅延反応のみ
- ステージ3：即時反応＋遅延反応
- ステージ4：即時反応のみ
- ステージ5：反応なし（自然脱感作段階）

● 蚊アレルギーに関して

文献によっては2.5％だが蚊の刺傷に対して強い局所反応を起こす者がおり，蚊アレルギー（別名skeeter syndrome）と呼ばれる．典型的には獲得免疫のない健康な小児に発生し，刺傷後8〜12時間程度で蜂窩織炎のような3cm以上の紅斑性浮腫を起こし，遅延反応で丘疹，斑状出血，水疱などが生じ3〜10日で改善する（数日から数週間持続するケースもある）．発熱を伴うこともある．

また，まれだが蚊の刺傷による全身性の蕁麻疹，アナフィラキシーや結節やリンパ節腫脹，発熱，壊死性皮膚反応，肝脾腫などの報告もある．

蚊アレルギーは高曝露（屋外労働者），獲得免疫がない（小児や移民）者にリスクがあるだけでなく，慢性活動性EBウイルス（chronic active Epstein-Barr virus infection：CAEBV）感染症やEBV関連T/NK細胞リンパ増殖性疾患，Wells症候群（好酸球性脂肪織炎），B細胞性リンパ腫などがベースにある人が蚊アレルギーを起こす報告もある．EBV関連の蚊の刺傷に対する過敏反応は，蚊の唾液に特異的なCD4陽性T細胞の再活性化がNK細胞に潜伏しているEBVの反復再活性化を誘導することや，ウイルス潜伏期膜蛋白LMP1との関連が考えられている．

蚊アレルギーの診断は病歴と診察で行う．キーとなる重要な情報は日ではなく時間単位の経過，蚊の刺傷の目撃や曝露歴である．皮膚検査や特異的グロブリンによる診断は高品質のアレルゲンの入手が困難なため難しく，現状で標準化された検査はない．

主な鑑別診断は蜂窩織炎や他の虫の刺傷である．蜂窩織炎との鑑別に重要なのは蚊にさされた後や曝露後の時間である．蚊に対する反応であ

れば数時間の経過であり，蜂窩織炎であれば数日の経過となる。大きな局所反応は刺傷の後 1 時間以内に発現し，蜂窩織炎は数日後に発症する。蚊の局所反応の場合は他の虫（アリ，ヒアリなど）と比較して痛みが少ない傾向にある。

　治療は瘙痒症状があれば抗ヒスタミン薬，数 cm の腫脹と紅斑には中等度以上の局所ステロイドである。症状が強く視力を妨げるくらいの広範囲の眼窩周囲腫脹，経口摂取できないほどの唇の腫脹，運動できないほどの広範囲の四肢の腫脹の場合はプレドニゾロン 1 mg/kg で 5 〜 7 日間の治療が推奨される。

クリニカルパール

- 蚊にさされて数時間で大きく腫れれば蚊アレルギーであり高曝露リスクの者や小児ではよくみられるが，まれに CAEBV，EBV 関連 T / NK リンパ増殖性疾患，Wells 症候群（好酸球性脂肪織炎），血液悪性腫瘍／ B 細胞性，免疫不全などの表現ということもある

● 文献
- Kelso JM. Large local reactions to mosquito bites. UpToDate. 閲覧日：2018/08/04
- Crisp HC, Johnson KS. Mosquito allergy. Ann Allergy Asthma Immunol 2013；110：65-9.　PMID：23352522
- Asakura K, Kizaki M, Ikeda Y. Exaggerated cutaneous response to mosquito bites in a patient with chronic lymphocytic leukemia. Int J Hematol 2004；80：59-61.　PMID：15293569
- Tatsuno K, Fujiyama T, Matsuoka H, et al. Clinical categories of exaggerated skin reactions to mosquito bites and their pathophysiology. J Dermatol Sci 2016；82：145-52.　PMID：27177994
- Kunitomi A, Konaka Y, Yagita M. Hypersensitivity to mosquito bites as a potential sign of mantle cell lymphoma. Intern Med 2005；44：1097-9. PMID：16293926
- Hodgkin's lymphoma arising in a patient with hypersensitivity to mosquito bites：a case report. J Clin Oncol 2010；28：e148-50.　PMID：20065183

61

皮膚が黄色い

主な鑑別診断
- 高ビリルビン血症（肝疾患や溶血性貧血）
- 柑皮症
- 多発性骨髄腫
- 薬剤性

解説

皮膚の色はヘモグロビン，メラニン，カロチノイドの相互作用で決まる。

皮膚黄変(xanthoderma)のほとんどはビリルビン上昇による黄疸ないしカロチノイドが原因である。眼球黄染があれば高ビリルビンによる薬剤性黄染が考えられ，眼球黄染がなければ柑皮症(carotenoderma)やその他の皮膚黄変を起こす疾患の鑑別診断になる。

柑皮症は血清カロチノイドが上昇（カロテン血症）し，角質層に沈着することによる皮膚の黄色変化であるが，さまざまな疾患や食事により引き起こされる。カロチノイドはα-カロテン，β-カロテン，β-クリプトキサンチン，リコピン，ルテイン，ゼアキサンチンなどを含む脂溶性化合物である。カロチノイドは消化管由来で吸収され，一部はビタミンAに代謝され，汗，皮脂，尿，消化管分泌で排泄される。また，カロチノイドの血清レベルは地域，民族，性別で異なる。

柑皮症は主にカロチノイドの過剰摂取，カロチノイド代謝低下，血清脂質の増加の3つの機序で起きる。いちばん多い原因は食事や栄養補助食品による摂取増加であり，臨床的な変化には4〜7週かかる。カロテンが含まれる食品にはアルファルファ，リンゴ，アンズ，アスパラ

ガス，豆，ビートの若い葉，ブロッコリー，芽キャベツ，キャベツ，バター，カンタロープ，ニンジン，キュウリ，卵，イチジク，ケール，キウイ，レタス，マンゴー，牛乳，マスタード，オレンジ，パーム油，パパイヤ，パセリ，モモ，パイナップル，プラム，海藻，ホウレンソウ，カボチャ，サツマイモ，トマト，ヤムイモ，トウモロコシなどさまざまなものがある。柑皮症は基本的に良性の疾患だが，カロテン高濃度で顆粒球減少，胆道ジスキネジア，無月経との報告の関連もある。

　黄疸と柑皮症以外に皮膚黄変の原因には，多発性骨髄腫，薬剤性，曝露によるものがある。フェノールは消毒，化学中間物，陥入爪の治療に使われており，フェノールやフェノールに誘導されるピクリン酸は肌の黄変や唇や爪の青色変化を起こすことがある。メチレンジアニリンはプラスチックの製造に使用される化学物質であり，接触部位の皮膚，毛髪，爪の黄変に関連する。ジヒドロキシアセトン(DHA)はサンレスタンニングに使用され，角膜の皮膚変化を起こす。基本的には茶褐色の変色で角質が厚い部分(手のひら，足底，肘，膝)で起きやすいが，分布は使用方法による。ビタミン B_2 は黄色いが組織の黄色化は起こさない。

　皮膚黄変の詳細な鑑別疾患は下記のようになる。
・肝疾患によるビリルビン上昇
・溶血によるビリルビン上昇
・柑皮症
　　摂取の増加：食品，サプリメント，カンタキサンチン
　　代謝の減少：糖尿病，甲状腺機能低下症，神経性食思不振，肝疾患
　　脂質の増加：糖尿病，甲状腺機能低下症，ネフローゼ
・その他
　　薬剤性：ジピリダモール中毒
　　曝露：ジヒドロキシアセトン，職業曝露(フェノール，ピクリン酸，メチレンジアニリン)
　　悪性腫瘍：多発性骨髄腫

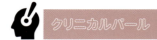

- 黄色い肌のビリルビン，カロテン血症以外の鑑別は糖尿病，橋本病，ネフローゼである。代謝の低下や脂質上昇が原因とされる

● 文献
・Haught JM, Patel S, English JC 3rd. Xanthoderma : a clinical review. J Am Acad Dermatol 2007 ; 57 : 1051-8.　PMID：17637481

62

冷たいものを熱く，熱いものを冷たく感じる

鑑別診断
・シガテラ中毒

解説
"hot-cold temperature reversal" はシガテラ中毒に特徴的な症状であり，名前のとおり冷たいものを熱く，熱いものを冷たく感じるという症状である。それ以外にも水など常温以下の液体に触れたとき，あたかもドライアイスに触れたときのような温度感覚異常を来す(ドライアイスセンセーション)という症状もある。水を飲んだときに炭酸を飲んだような感覚を起こすこともある。温度に関連した感覚異常はシガテラ中毒に特徴的な症状であるが，5割程度にしか生じないといわれている。

シガテラ中毒はサンゴ礁に囲まれる島の住民や旅行者に発生しうる中毒で，主にカリブ海，太平洋，インド洋でみられる。日本では沖縄での報告がある。

シガテラ毒はサンゴ礁にある *Gambierdiscus* 属のプランクトンに由来する。プランクトンを食べた藻食性魚類，ウニ，カニを肉食性魚類が食べ，ヒトがその魚を食べる，という生物学的濃縮による機序で中毒が起きる。やっかいなことに，シガテラ毒は無味，無臭，無色，熱や酸に安定，凍結温度で半年安定するという特性をもつため，正しく取り扱っても発症しうる。

関連する魚はウツボ，バラクーダ，ハタ，アジ，ブリ，フエダイ，ニザダイ，ブダイ，ベラ，ホグフィッシュ，ヨコシマサワラ，スパニッシュ・マカレル，ロウニンアジ，モンガラカワハギなどさまざまである。

シガテラ中毒は平均数時間〜12時間，場合によっては24〜48時間後に発症することがある．麻痺性貝中毒，神経毒性貝中毒，ヒスタミン中毒，フグ中毒は摂取して数分〜数時間以内に起きるので曝露から発症までの時間も鑑別に有用である．

症状は主に神経，消化器，循環系に生じる．神経症状は上記に挙げた温度に関連する感覚異常以外にも口周囲や四肢の感覚異常，失調，頭痛，めまいなどを起こし，改善に数週間〜数か月かかることもある．口腔内の金属の味，歯が緩むような感覚を訴える患者もいる．消化器症状には嘔気，嘔吐，腹痛，下痢があり，改善には1〜4日を要する．循環器症状には徐脈，低血圧，心ブロックがあり，改善には1〜3日を要する．ほかに筋肉痛，瘙痒感，関節痛，倦怠感，排尿障害などの症状も起こす．

シガテラ中毒の症状は地域差があり，カリブ海では消化器症状がメインでその後に神経症状(特に末梢神経症状)が生じるが，太平洋では神経学的症状がメインで昏睡などの報告もある．インド洋では精神症状が出る傾向にあり，幻覚，めまい，平衡障害などを生じやすいといわれている．

急性期症状の後，末梢神経症状(瘙痒症状やしびれ)，倦怠感，疲労感，頭痛，脱力などの全身症状が数日〜数か月続くことがある．慢性疲労症候群の誤診を受けるケースもある．それ以外にも，発症して数日〜数週間後に混乱，記憶力低下，集中力低下，抑うつ，不安，過敏などの症状を起こすという報告もある．

シガテラ中毒の診断は臨床的に行う．特異的な検査項目はなく，頭部MRIや神経伝導速度などは意味がない．治療は支持療法が主で，神経症状に対してマンニトールを使用することもある．シガテラ中毒はアルコールやさまざまな魚の摂取，カフェイン，ナッツ，チキン，豚肉，運動などによる再発の報告もあり，これらを避けるように指導することもある．

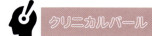
クリニカルパール

- 温度に関連した異常感覚は System 1（直観的診断）でシガテラ中毒を想起する。貝毒でも起こるが，貝毒は数時間以内，シガテラ中毒は数時間以降に起こることが鑑別点である

● 文献
- Friedman MA, Fernandez M, Backer LC, et al. An Updated Review of Ciguatera Fish Poisoning : Clinical, Epidemiological, Environmental, and Public Health Management. Mar Drugs 2017 ; 15. pii : E72.　PMID：28335428
- Thompson CA, Jazuli F, Taggart LR, et al. Ciguatera fish poisoning after Caribbean travel. CMAJ 2017 ; 189 : E19-21.　PMID：27160878

63

筋肉が，虫が這うように動く

鑑別診断
- 全身性ミオキニア
- Issac 症候群
- Morvan 症候群
- Guillain-Barré 症候群
- 慢性炎症性脱髄性多発神経炎 (chronic inflammatory demyelinating polyneuropathy：CIDP)
- Charcot-Marie-Tooth 病
- 筋萎縮性側索硬化症(amyotrophic lateral sclerosis：ALS)
- 甲状腺中毒
- 重金属中毒(金，白金，リチウム，水銀，マンガン)
- ペニシラミン療法
- ガラガラ蛇中毒

解説
ミオキミアは 1894 年に Schultze により使用された言葉で，ギリシャ言葉の myo と kyma(＝ wave)が語源となる。ミオキミアは筋肉が波打つような動きやミミズを入れた袋(bag of worms)のような動きを示す筋線維の連続的な動きである。ミオキミアの原因として末梢運動神経の過興奮性が考えられており，5 〜 60 Hz 程度で 0.2 〜 1 秒間隔で繰り返される。なお，線維束性筋収縮は無作為に発生する自発的な単一の筋肉の攣縮でありミオキミアとは異なる。

ミオキミアは特異的な徴候であり，筋けいれんの症状を伴った場合は Isaacs 症候群と Morvan 症候群の 2 つを想起しておきたい。

Isaacs 症候群は持続性の体幹や四肢の筋けいれん，ミオキミア，ニューロミオトニアが主徴である。末梢運動神経の過興奮性により症状が起き，複合性局所疼痛症候群(complex regional pain syndrome：CRPS)様の激しい痛みや自律神経症状(発汗異常，体温の変化など)を来すことがあるといわれる。抗 VGKC(voltage-gated potassium channel：抗電位依存性カリウムチャネル)複合体抗体関連が陽性になることがあるが，3割程度とされている．

　Morvan症候群はIssac症候群の末梢神経過剰興奮の症状に加え，多彩な自律神経症状(不整脈，便秘，尿失禁，発汗過多)や中枢神経症状(混迷，記銘力障害，不眠，幻覚，異常行動)を合併したときに考慮する．抗VGKC複合体抗体関連のなかでも抗Caspar2抗体陽性になることが多く，胸腺腫や肺小細胞癌などに伴うことがある．9割以上が男性で，ニューロミオトニアは全例で認められ，6割で「足が焼けつくような」疼痛が認められる．なお，局所のミオキミアや顔面ミオキミアの鑑別はより多彩になり，主な鑑別は下記のようになる．

・局所ミオキミア：放射線神経叢障害，手根管症候群，尺骨神経障害，末梢神経障害，神経根症
・顔面ミオキミア：多発性硬化症，脳幹腫瘍，小脳胸郭病変，頭蓋底陥入症，延髄空洞症，閉塞性水頭症，Guillain-Barré症候群，Bell麻痺

クリニカルパール

● 全身性のミオキミア＋筋けいれんは抗VGKC複合体抗体関連を想起

● 文献
・Rorak LA(ed). Neurology Secrets, 5th ed. Philadelphia：Mosby / Elsevier, 2010：63-82, Gutmann L, Gutmann L. J Neurol 2004；251：138-42. PMID：14991346
・Sawlani K, Katirji B. Peripheral Nerve Hyperexcitability Syndromes. Continuum(Minneap Minn) 2017；23(5, Peripheral Nerve and Motor Neuron Disorders)：1437-50. PMID：28968370
・犬塚 貴，林 祐一，木村暁夫．教育講演3 傍腫瘍性神経症候群―update―．臨床神経2011；51：834-7.
・渡邊 修．＜シンポジウム(2)―3―3＞免疫性神経疾患の新しい展開：脳から自律神経障害まで．Isaacs症候群とその周辺疾患．臨床神経2013；53：1067-70.

64

繰り返す横紋筋融解症

鑑別診断
- 筋型糖原病(主に McArdle 病，垂井病)
- 脂肪酸代謝異常〔主にカルニチンパルミトイルトランスフェラーゼ(CPT)Ⅱ欠損症，骨格筋型極長鎖アシル CoA 脱水素酵素(VLCAD)欠損症〕
- ミトコンドリアミオパチー
- 筋ジストロフィー

解説
繰り返す横紋筋融解症は代謝性疾患による横紋筋融解症を疑うきっかけの1つとなる。カテゴリーとしては筋型糖原病，脂肪酸代謝異常，ミトコンドリアの異常，チャネロパチー，筋ジストロフィーなどになる。

　筋肉のエネルギーは適度な強度の運動の開始後は遊離グルコースとグリコーゲンから，空腹時，安静時，低強度と長期活動時の主な供給源は脂肪酸代謝となる。

　そのため，グリコーゲン代謝に障害を生じる筋型糖原病は強い強度の活動により筋症状を来し，脂肪酸代謝異常による筋症状は長時間の活動や安静時の消費の増加時(疾患や発熱)の後に起きやすい。

　ミトコンドリアミオパチーによる横紋筋融解症は低いレベルの活動後でも起こりうること，採血での乳酸上昇が特徴的となる。

● 筋型糖原病に関して
- 横紋筋融解症は強い活動の後に早期発症し，クレアチンキナーゼ(creatine kinase：CK)は安静時でも上昇している
- Ⅴ型糖原病(McArdle 病)は激しい運動後の筋肉痛と筋硬直と，運動

を続けるうちに，突然その症状が軽快し，再び運動の持続が可能となる「second wind 現象」が特徴
- Ⅶ型糖原病はⅤ型糖原病(McArdle 病)に臨床症状は類似しているが，赤血球の酵素活性低下も伴うので溶血性溶血を合併し，網状赤血球の上昇やビリルビンの上昇を併発することがある。second wind 現象は通常みられない
- 頻度はまれだが発疹(角化不全を伴った魚鱗壁様の紅斑で夏季に悪化し瘙痒を伴わない)や子宮硬直があれば乳酸脱水素酵素(lactate dehydrogenase：LDH)-A サブユニット欠損症，溶血＋精神遅滞があればホスホグリセリン酸キナーゼ(PGK)欠損症を考慮する

● 脂質代謝異常に関して

- 長時間の中等度の活動，疾患，発熱の後に起きやすく CK は基本的には正常
- 脂質代謝異常による再発性横紋筋融解症でみられやすいのはカルニチンパルミトイルトランスフェラーゼ(CPT)-Ⅱ欠損症である。CPT-Ⅱ欠損症の遅発型は，主に年長児〜成人期に長時間の筋肉を使う運動の後の横紋筋融解症や疼痛，筋力低下，筋けいれん，色素尿症などの症状を呈する。程度はさまざまである。疾患，寒冷，空腹，感情だけでなくバルプロ酸や麻酔もトリガーになりうる。糖原病と比較して CPT-Ⅱ欠損症はびまん性の筋力低下を伴うことがあり，重度の場合は呼吸器モニターが必要になることがある。発作がない時期は CK も神経学的にも正常。採血で C16，C18 のアシルカルニチンの上昇があれば CPT-Ⅱ欠損症を強く示唆する
- 骨格筋型極長鎖アシル CoA 脱水素酵素(very-long-chain acyl-CoA dehydrogenase：VLCAD)欠損症は CPT-Ⅱ欠損症と類似した臨床像を示す

● ミトコンドリアミオパチーに関して
・低いレベルの活動後でも横紋筋融解症は発症しうる。採血での乳酸上昇も特徴的
・ミトコンドリア呼吸鎖複合体異常症は筋障害を含む，さまざまな症状を呈することがあるが，多くの臓器障害が生じることや乳酸上昇が高頻度に認められる。

　ミトコンドリアミオパチーは，(1) グリコーゲン貯蔵障害，(2) 脂肪酸化障害，(3) ミトコンドリア障害の3つのカテゴリーに分けられる。

　(1) は等尺性運動か激しい運動の直後に起こり，安静時にはCKは上昇し，脱力が成人でみられることがある。筋生検ではグリコーゲンの増加，PAS陽性の筋膜下空胞形成が認められる。

　(2) は長時間の中等度の活動，疾患，発熱により起こり，安静にはCKは正常で，脱力はまれである。筋生検では脂肪含有量の増加が認められる。

表　横紋筋融解症に関連する代謝性ミオパチーの疾患

・グリコーゲン分解の障害：V型糖原病(McArdle病)，IX型糖原病(ホスホリラーゼキナーゼ欠損症)
・解糖の障害：VII型糖原病(垂井病)，ホスホグリセリン酸キナーゼ(PGK)欠損症，X型糖原病(ホスホグリセリン酸ムターゼ欠損症)，XI型糖原病(乳酸脱水素酵素欠損症)
・脂質代謝異常：カルニチンパルミトイルトランスフェラーゼ欠損症，カルニチン欠損症，短鎖アシル-CoA脱水素酵素欠損，中鎖アシル-CoA脱水素酵素欠損症，長鎖アシル-CoA脱水素酵素欠損症，ミトコンドリア三頭酵素欠損症
・プリン代謝異常：ミオアデニル酸デアミナーゼ欠損症
・ミトコンドリア障害：コエンザイムQ10欠損症，シトクロムc変異，シトクロムb変異，シクロオキシゲナーゼ(cyclooxygenase：COX)I変異，t-RNA変異，MT-CO2遺伝子変異
・筋ジストロフィー：肢帯型筋ジストロフィー2I型，ディスファーリノパシー，NO5-関連筋疾患，サルコグリカノパチー，顔面肩甲上腕型筋ジストロフィー
・チャネロパチー：RYR1遺伝子変異，SCN4A遺伝子変異，Lipin-1突然変異
・その他：α-メチルアシルCoAラセマーゼ(AMACR)欠損症，カルシウムアデノシントリホスファターゼ欠損症，鎌状赤血球症

（3）は準最大活動やゆっくりとした活動，発熱や疾患による空腹によって起こり，安静時には CK は正常か上昇しており，脱力は起こりうる。筋生検ではミトコンドリアの増殖や異常な脂質含量が認められる。

そのほかに横紋筋融解症に関連する代謝性ミオパチーの疾患リストを表に示す。

 クリニカルパール

- **横紋筋融解症の最初の鑑別点は発症のトリガー，安静時の CK，運動後の CK である**

● 文献
・Lucia A, Ruiz JR, Santalla A, et al. Genotypic and phenotypic features of McArdle disease : insights from the Spanish national registry. J Neurol Neurosurg Psychiatry 2012 ; 83 : 322-8.　PMID：22250184
・Gurney M, Cotter TG, Wittich CM. 28-Year-Old Woman With Malaise, Cough, Myalgia, and Dark Urine. Mayo Clin Proc 2017 ; 92 : e1-e5.　PMID：28062066
・Nance JR, Mammen AL. Diagnostic evaluation of rhabdomyolysis. Muscle Nerve 201 ; 51 : 793-810.　PMID：25678154
・Miller MC. Causes of rhabdomyolysis. UpToDate.　閲覧日：2018/07/22

65

運動してすぐ筋肉痛が起きるが運動を続けると数分で改善する

鑑別診断
- Ⅴ型糖原病（McArdle 病）

解説
Ⅴ型糖原病（McArdle 病）で起きる second wind 現象のことである。McArdle 病は筋型グリコーゲンホスホリラーゼの欠損によりグリコーゲンの分解に障害がある疾患である。筋肉内のグリコーゲンが使用できないため症状の1つに運動不耐性があり，運動開始後に筋肉痛や有痛性筋けいれんが起きる。しかしながら，8～10分の好気性運動を続けると，筋肉痛，有痛性筋けいれん，運動不耐性，頻脈，息切れが改善する現象が起こり，second wind 現象と呼ばれる。

McArdle 病は頻度は10万～20万に1人，よくみられる症状は下記の4つである。
1. 運動不耐性（経過とともに悪化していく）
2. クレアチンキナーゼ（creatine kinase：CK）上昇（過去数日に運動がない場合でも）
3. 1回以上の運動後の高 CK 血症（数千 IU/L 以上）
4. second wind 現象（以下参照）

second wind 現象は McArdle 病の86％でみられるとされるが，10歳未満の小児ではホスホフルクトキナーゼの濃度が低く律速になっているため，グリコーゲン分解の重要度が低く，second wind 現象などの McArdle 病にみられる典型的な症状は起きにくいといわれている。

second wind 現象は成人の McArdle 病で特徴的とされており，Ⅶ，

Ⅷ，Ⅹ型の糖原病や脂質代謝異常やミトコンドリア障害ミオパチーとの鑑別ポイントにもなりうる。機序としては運動継続による筋血流の増加，持続的な低負荷の運動時の脂肪酸酸化の亢進，（筋肉内のグリコーゲンは利用できないが肝臓のグリコーゲンホスホリラーゼは問題ないため）肝臓のグリコーゲンの動員などが考えられている。Ⅶ型糖原病（垂井病）でも second wind 現象の報告はあるが通常はみられない。

　McArdle 病の症状は青年期にみられやすいが若年発症や高齢発症もありうる。高齢発症の場合はミオグロビン尿症や筋けいれんを伴わず進行性の脱力を来すこともある。検査所見でよくみられるのがミオグロビン尿症と CK 上昇である。再発性のミオグロビン尿症は 50％以上，CK 上昇は安静時でも上昇しており，99％で 200 IU/L 以上，79％で 1,000 IU/L 以上である。基本的には上記のような筋症状やミオグロビン尿症が症状になるが，症状が非特異的になることもあり，平均 29 年の診断遅延があるという報告もある。慢性冠動脈疾患で似たような症状が起きる報告もあり，高齢者で起きた場合はそもそも本当に second wind 現象なのかの検討や心疾患も考慮すべきなのかもしれない。

 クリニカルパール

- second wind 現象は特異的な病歴。「運動不耐性＋運動持続で改善」という病歴は McArdle 病を考える

● 文献
- Meritt JL. Myophosphorylase deficiency（glycogen storage disease V, McArdle disease）. UpToDate.　閲覧日：2018/07/21
- Nance JR, Mammen AL. Diagnostic evaluation of rhabdomyolysis. Muscle Nerve 2015；51：793-810.　PMID：25678154
- Lucia A, Ruiz JR, Santalla A, et al. Genotypic and phenotypic features of McArdle disease：insights from the Spanish national registry. J Neurol Neurosurg Psychiatry 2012；83：322-8.　PMID：22250184

- Piirilä P, Similä ME, Palmio J, et al. Unique Exercise Lactate Profile in Muscle Phosphofructokinase Deficiency(Tarui Disease); Difference Compared with McArdle Disease. Front Neurol 2016;7:82. PMID：27303362
- Segall HN. Second wind phenomenon in chronic coronary heart disase. Br Heart J 1965;27:572-7. PMID：14324116
- Ørngreen MC, Jeppesen TD, Andersen ST, et al. Fat metabolism during exercise in patients with McArdle disease. Neurology 2009;72:718-24. PMID：19237700
- Pérez M, Ruiz JR, Fernández Del Valle M, et al. The second wind phenomenon in very young McArdle's patients. Neuromuscul Disord 2009;19:403-5. PMID：19477644

66

急に動くと，手足が突っ張ったり勝手に動いたりする

鑑別診断
・発作性運動誘発舞踏アテトーシス（PKC）

解説
発作性運動誘発舞踏アテトーシス（paroxysmal kinesigenic choreo-athetosis：PKC）は急な随意運動で，片側あるいは両側の異常運動が誘発される疾患で発作性運動誘発性ジスキネジアに分類される。

　主な症状は「急に体を動かすのが苦手（＝運動開始時に突然起こるアテトーゼ不随意運動）」なことである。具体的には，短距離走でスタート時にすぐに立ち上がり走ることが難しい，落ちたものをすぐ拾うのが困難，走り幅跳びなどの瞬発系の運動が苦手，うまく椅子から立ち上がれない，急に動くと脱力したり手足が勝手に動いたりする，走ると手足が硬直したり動かなくなったりするなどの症状を引き起こす。

　発作性運動異常症のなかでは最も多いが，15万人に1人でまれとされている。未診断症例もあると思われ，正確な統計は不明である。孤発例と家族内発症例がある。発症は6〜15歳が多く，20歳以上の発症はまれである。発作の運動はジストニア，バリズム，アテトーゼなどが混在し，カルバマゼピンやフェニトインが著効する。

　16番染色体単腕上に存在するPRRT2遺伝子がPKCの原因遺伝子で報告され，孤発例の34％，家族例の85〜91％で陽性であった。同遺伝子はPKCの別の表現型と目されてきた良性家族性乳児けいれんと舞踏病性アテトーゼ，他の発作性運動異常症である発作性非運動誘発性運動異常症，発作性努力運動誘発運動異常症，発作性失調症にも陽性例が報告されている。

臨床像と診断基準を下記に記載する。

● **臨床像**(Neurology 2004；63：2280-7)
・(特に家族歴がなければ)1〜20歳で発症する
・家族性が64/95，孤発性が31/95
・発作の持続は9割が30秒未満
・増悪因子として6割程度に不安やストレスがある
・発作の前兆が8割程度である。前兆は「校長に呼ばれるときのような胃のむかつき」，「胃の中にチョウがいる感じ」，「頭のなかに電気がある」といったものや下肢や指先にピリピリとした異常感覚が出ることもある
・ジストニアが6割弱，舞踏病が6%，バリズムが1%，これらの混合が33%
・片側性も両側性もありうる
・発作の頻度は1日20回以上が3割程度，1日1〜20回が約5割
・孤発性の場合は9割以上で片頭痛あり，家族性の場合は半数程度で片頭痛あり
・20歳を超えると2/3程度が寛解したり改善するが，再発したり増悪する例もある
・妊娠で増悪する
・女性のほうが寛解しやすい
・20歳以降の発症は多発性硬化症，血管障害，代謝性疾患，外傷などを考慮する必要がある

● **診断基準**(Neurology 2004；63：2280-7)
・動作開始の誘発を確認する
・短い発作の持続(通常1分以内)
・発作時の意識消失はなく痛みもない

- 他の器質性疾患の否定（多発性硬化症，脳腫瘍，脳血管障害，外傷）
- 神経学的には正常
- 抗けいれん薬が有効（フェニトインないしカルバマゼピン）
- 家族歴がないときは発症は 1 〜 20 歳の間である

　また，上記に記載したように，未診断症例が多いと考えられる疾患であり，誤診の例も報告がある。間違ってつけられた診断リストとしてけいれん，偽性けいれん，心因性運動疾患，チック，鎖骨下盗血症候群，末梢神経障害，Sydenham 舞踏病，不安状態，詐病などがある。心因性や精神疾患の診断は器質的な疾患の除外が重要であり，常にその診断には慎重でありたい。

　発作性の症状の場合はそのトリガーを念入りに聞きとるのと，「うまく走れない」などの症状をどのようにセマンティッククオリファイアーに翻訳するかが重要と考えられる。

クリニカルパール

- 発作性の症状の場合はそのトリガーの病歴が最重要である

文献
- 宮城哲哉，奥間めぐみ，諏訪園秀吾，ほか．特発性発作性運動誘発性舞踏アテトーシス 5 症例の検討．臨床神経 2016；56：165-73.
- Bruno MK, Hallett M, Gwinn-Hardy K, et al. Clinical evaluation of idiopathic paroxysmal kinesigenic dyskinesia : new diagnostic criteria. Neurology 2004 ; 63 : 2280-7. PMID：15623687

67

ちょっとした刺激でけいれん

鑑別診断
- 破傷風
- ストリキニーネ中毒
- stiff person 症候群

解説

以下に，破傷風とストリキニーネ中毒，stiff person 症候群についてまとめる。

● 破傷風

破傷風菌(*Clostridium tetani*)が産生する毒素には神経毒(テタノスパスミン)と溶血毒(テタノリジン)の2種類があり，神経毒によって強直性けいれんが起きる。破傷風菌は偏性嫌気性菌であり，好気的な環境下では生育できないので，通常は熱や乾燥に強い芽胞の形態で世界中の土壌に広く分布している。そのため，破傷風菌の芽胞との接触を遮断することは不可能であり，誰にでも感染が成立する可能性があるといえる。致死的(30％程度が死亡)だが予防可能であり，ワクチンによる予防が望ましい疾患である。破傷風の発症は日本では年間約100例ほどである。まれではあるが予防可能な疾患であり，外傷に際しての予防には注意を払っておきたい。

患者は通常3～21日の潜伏期を経て特有の症状を呈するが，その段階は次の4期に分けられる。

- 第1期：開口障害が出現し食事が食べにくくなる。首筋が張り，寝汗，歯ぎしりなどの症状も出る

- 第2期：次第に開口障害が強くなる。顔面筋の緊張，硬直によって前額にしわを生じ，口唇は横に広がって少し開き，歯牙を露出し痙笑（ひきつり笑い）を生じいわゆる破傷風顔貌になる
- 第3期：生命に最も危険な時期。頸部筋の硬直による項部硬直，背筋の硬直と強直性けいれんがみられ，腱反射の亢進，Babinski などの病的反射，クローヌスなどがこの時期に出現する
- 第4期：けいれんは消失し，筋強直や腱反射亢進は残存している。諸症状は次第に軽快していく

第1期から第3期までの時間を onset time といい 48 時間以内の場合は予後不良なことが多い。破傷風の診断は 1/4 程度で感染部位が特定できないこともあり，基本的には外傷の有無にかかわらず開口障害などの臨床症状からの診断となる。なお，破傷風菌が特定されることはまれである。破傷風に対する有用性が示唆されている身体所見に，"spatula test" と呼ばれ，「へら」を咽頭後壁に当てると咽頭反射ではなく咬筋の反射性けいれんが起きる身体診察があり，感度 94％，特異度 100％ という報告がある。

破傷風のまれな病型として下記の3つがある。
- 新生児破傷風(neonatal tetanus)：衛生管理が不十分な施設での出産の際に破傷風菌の芽胞で新生児の臍帯の切断面が汚染されることにより発症する。日本では 1995 年の報告が最後だが，世界の新生児の主な死亡原因の1つである
- 局所型破傷風(local tetanus)：まれに単肢や体幹部の局所で強直性および痙性の筋肉収縮を起こすことがあり，診断は困難である。時折，全身性に移行することがある
- 頭頸部型破傷風(cephalic tetanus)：頭頸部の創傷の後に脳神経だけ障害する破傷風を起こすことがある。最も障害されやすいのはⅦだが，Ⅲ，Ⅳ，Ⅵの単独や複数の組み合わせもありうる。局所型同様，全身性に移行することもある

●ストリキニーネ中毒

ストリキニーネ中毒の臨床像は破傷風に類似しているため，破傷風っぽいけれど怪我/外傷がない，中毒の疑いがある，破傷風の予防がされているなどの状況で疑う。

症状が強く即効性もあるためか，アガサ・クリスティーやエラリー・クイーンなど古典派のミステリーや『八つ墓村』（横溝正史）の事件などで使用されている。

ストリキニーネはマチンの種子に含まれるアルカロイドで16世紀に殺虫剤として導入され，動物毒として使用されている。1990年の文献では，ストリキネーネ中毒が起きるとすれば，
1．子どもが誤って殺虫剤を飲む
2．殺虫剤を使った自殺企図
3．偽造された違法薬物（コカインなど）の使用
であるとされている。

症状は経口摂取15〜30分以内，吸入して5分以内に始まる。初期症状は不安，抑うつ，筋けいれんで，その後に反射亢進や刺激に対する過敏症やけいれんが起きる。基本的に意識障害は存在せず，嘔吐を起こすことはまれである。

けいれんは30秒〜2分続き，体が弓形に反り四肢が伸展するような肢位をとり，破傷風に類似する基本的に5回のけいれん発作に耐えることはできず，数時間で呼吸筋のけいれんによる呼吸停止などにより死亡する。5時間を超えて生存する場合は予後がよい。ストリキネーネ中毒に関連する合併症は，けいれんの期間，強度，頻度に関連する。乳酸アシドーシス，高体温，横紋筋融解症，コンパートメント症候群などが起きる。

毒性のメカニズムは脳や脊髄にある受容体で神経伝達物質グリシンと競合する。グリシンはシナプスを抑制する効果があるので，それを阻害することにより中枢神経を興奮させ，筋肉に届く運動ニューロン刺激が

増加する(破傷風はグリシンの放出を抑制する)。ストリキニーネの致死量は 1 〜 2 mg/kg ないし 50 〜 100 mg とされているが，小児で 15 mg で死亡した例もあれば，成人で 3,750 mg で生存した例もある。半減期は約 10 時間で主に肝臓で代謝される。

● stiff person 症候群

stiff person syndrome〔SPS。以前は stiff man syndrome (SMS) と呼ばれていた〕は 1956 年に Moersch と Woltman によって報告された疾患で，安静時の筋硬直，刺激や音に対する疼痛を伴うけいれん，腱反射亢進，筋電図でのニューロミオトニアの欠如を示す。けいれんは腰椎前弯を伴う体幹部や脊椎周辺の硬直と運動や感情，刺激により誘発されるのが特徴である。

　頻度がまれな疾患であり，特に長経路症状(体幹および下肢の知覚障害と痙性麻痺)がないと，ヒステリーや体幹ジストニアなどに誤診されることがある。下記に示す A 〜 D のような亜型の存在や SPS の「初期は神経学的には正常のこともある」，「不安障害，恐怖症，驚愕反応が初期から高頻度に存在する」という疾患の症状が誤診のリスクをさらに上昇させる。

A．亜急性または硬直性進行性脳脊髄炎 / progressive encephalomyelitis with rigidity and myoclonus
  ・広範囲の筋硬直，痛みを伴うミオクローヌスとけいれん，長経路障害，脳幹障害
  ・生存期間は 3 年以内
B．jerking stiffman 症候群
  ・脳幹障害は出る
  ・長経路障害は出ない
C．stiff-limb 症候群
  ・脳幹障害なし，全身性ミオクローヌスなし

・四肢，特に遠位優位の硬直と疼痛を伴うけいれん，特に足が障害されやすい

D．腫瘍随伴の stiff person 症候群
・SPS 全体の 5％未満とまれ(1 〜 2％の報告もある)
・肺小細胞癌，乳癌，胸腺腫，Hodgkin リンパ腫などで起きる
・抗 GAD 抗体が陰性だが抗 amphiphysin 抗体が陽性になることがある
・抗ゲフィリンや抗 R1 抗体が検出されることもある

SPS の主な経過としては，発症は平均 42 歳(幅：22 〜 60 歳)，診断まで 5 年でかかる。

多い初期症状には大腿のこばわり(33％)，腰仙傍脊椎筋の硬直(28％)，体幹部筋肉の硬直(10％)がある。

初期診察では，こわばりやけいれんに関連する筋肉痛，驚愕反応，不安や恐怖症，歩行障害がほとんどの患者でみられ，体幹部の筋硬直が 68％，顔面筋の硬直が 28％に認められた。1 割程度で片側性の下肢症状があった(stiff-limb syndrome)。ストレスや天候の変化で硬直やけいれんの日内変動を示す人もいる。関連する疾患として，3 割程度で橋本病と 1 型糖尿病，19％で悪性貧血，15％でてんかんがあった。

抗 GAD(glutamic acid decarboxylase：抗グルタミン酸脱炭酸酵素)陽性の SPS には免疫療法〔免疫抑制剤，血漿交換，免疫グロブリン静注療法(intravenous immunoglobulin：IVIG)〕が有効であり，早期の診断と治療は重要である。変動する筋強剛と恐怖症がある人は SPS を疑うべきであり，経口ベンゾジアゼピン系薬剤(BZO)に対する反応で，心因性の診断をすべきではない，抗 GAD のスクリーニングは診断に役立つ可能性はあるが，なくても除外はできないことも誤診を防ぐために重要である。

なお，けいれん＋硬直の鑑別疾患としては下記となる。

(1) sitff person 症候群

(2) stiff person plus 症候群
- 硬直性進行性脳脊髄炎（progressive encephalomyelitis with rigidity and myoclonus）
- jerking stiffman 症候群
- stiff-limb 症候群

(3) 脊椎病変：腫瘍，脊髄空洞症，外傷，血管，腫瘍随伴横断性脊髄炎
(4) 感染症／中毒：ポリオ，*Borrelia* 感染，破傷風，ストリキニーネ，嗜眠性脳炎

 クリニカルパール

- ちょっとした刺激でけいれんに加え，開口障害があれば破傷風，開口障害がなく不安や驚愕反応があれば stiff person 症候群を考える

● 文献
- Smith BA. Strychnine poisoning. J Emerg Med 1990；8：321-5. PMID：2197324
- Andreadou E, Kattoulas E, Sfagos C, et al. Stiff person syndrome：avoiding misdiagnosis. Neurol Sci 2007；28：35-7. PMID：17385093
- Rakocevic G, Alexopoulos H, Dalakas MC. Quantitative clinical and autoimmune assessments in stiff person syndrome：evidence for a progressive disorder. BMC Neurology 2019；19：1.
- Brown P, Marsden CD. The stiff man and stiff man plus syndromes. J Neurol 1999；246：648-52. PMID：10460439
- Sexton DJ. Tetanus. UpToDate. 閲覧日：2019/02/28
- Apte NM, Karnad DR. Short report：the spatula test：a simple bedside test to diagnose tetanus. Am J Trop Med Hyg 1995；53：386-7. PMID：7485691
- 国立感染症研究所（NIID）．発生動向調査年別報告数一覧（その1：全数把握）―一類〜五類感染症，新型インフルエンザ等感染症および指定感染症（全数）．(https://www.niid.go.jp/niid/ja/all-surveillance/2085-idwr/ydata/3222-report-ja2011.html)．閲覧日：2019/02/28
- 国立感染症研究所（NIID）．破傷風とは(https://www.niid.go.jp/niid/ja/kansennohanashi/466-tetanis-info.html)．閲覧日：2019/02/28

68

血液検体凝固の鑑別

鑑別診断
- 重度の高カルシウム血症
- 寒冷凝集素

解説

● EDTA(ethylenediaminetetraacetic acid：エチレンジアミン四酢酸)が入っている血算のスピッツ内で凝固する
- 血算のスピッツには血液が凝固するときに必要なカルシウムイオンをキレートして凝固を抑制する EDTA が入っている。20 mg/dL を超えるような顕著な高カルシウム血症だと，EDTA で中和しきれずにスピッツの中で凝固してしまう

● 採血に使うチューブ内で検体が凝固する
- 寒冷凝集素はヒトの血清中にあって，4℃前後で自己の赤血球か O 型の赤血球を凝集させるが，2,000 倍を超えるような高力価の寒冷凝集素だと室温でも凝固してしまう

クリニカルパール

● 非常に高い Ca をみたら，まず考えるべきは血液腫瘍である

● 文献
- Small SD, Mallette LE. The clotted CBC tube--a sign of severe hypercalcemia. N Engl J Med 1982；307：684-5. PMID：6896739
- Heni M, Saur SJ. Blood clotting at room temperature in cold agglutinin disease. Blood 2013；121：4975. PMID：23946942

69

動脈血のように輝く静脈血

鑑別診断
- シアン化物中毒
- CO 中毒
- 硫化水素中毒
- アジ化合物中毒

解説

動脈血のように輝く静脈血は動脈血と静脈血の PO_2（酸素分圧）勾配（A-V O_2）の狭小化により生じる。輝く静脈血がシアン化物中毒の診断の参考になったケース(J Emerg Med 1988；6：401-4)の血液ガスのデーターでは，

- 急性期の動脈血酸素分圧(PaO_2) 256 mmHg，SpO_2（経皮的動脈血酸素飽和度） 99.7%
- 急性期の静脈血 PO_2 84 mmHg，SpO_2 95.4%
- A-V O_2 解離 1.4 mL/dL

- 回復時の PaO_2 81 mmHg，SpO_2 96.3%
- 回復時の静脈血 PO_2 30 mmHg，SpO_2 59.7%
- A-V O_2 解離 8.1 mL/dL

と，静脈血の酸素飽和度が高かった。

PO_2 勾配の狭小化はシアン化物中毒だけでなく，CO 中毒，硫化水素中毒，アジド中毒のように酸化的リン酸化を阻害する他の中毒でも生じる。

● シアン化物中毒

「名探偵コナン」や「金田一少年の事件簿」などでたまに話に出る苦いアーモンド臭はシアン化物中毒の特徴の 1 つだが，すべての場合に存在す

るわけではなく，4割は特有のにおいを嗅ぐことができない．血中濃度は多くの施設では測定できないので診断は臨床判断となる．シアン化物中毒を示す身体検査の所見にはチェリーレッドの肌色や眼底所見での明るい網膜細静脈などがある．検査では乳酸の有用性が指摘されており，かつ，90％を超える静脈の静脈酸素飽和度は酸素利用阻害を示唆し，シアン化物中毒の早期診断の手かがりとなる可能性があるといわれている．

　シアン化物中毒の原因にはいろいろあるが，主なものとしては「火災」，「職業曝露」，「医療（ニトロプルシドや健康食品のアミグダリン）」あたりを押さえておけばよいだろう．火災現場で発生する中毒にCO中毒とシアン化物中毒があり合併することもある．アクリル製品等の熱分解でシアン化水素が発生する．すべての火災犠牲者の35％にシアン化物中毒があるという報告もある．"In a patient brought in from a theater fire with lactic acidosis, the diagnosis is cyanide poisoning.（劇場の火事から搬送された乳酸アシドーシス患者はシアン化物中毒である）"というローレンス ティアニー（Lawrene Tierney）医師の古典的クリニカルパールも有名である．

　高血圧緊急症や心不全で使用することもあるニトロプルシドを小児や慢性腎不全患者に使用しシアン化物中毒で死亡した報告や，癌への治療効果をうたうアミグダリン（過去にビタミンB_{17}と呼ばれていた時期もある）によるシアン化物中毒の報告がある．なお，アミグダリンとビタミンCを一緒に摂取するとシアン化物の解毒に使われるシステインの体内貯蔵が減るため，相互作用で人体に対する毒性を高める．

　シアン化物はシトクロムオキシダーゼの3価の鉄イオンに結合し，ミトコンドリア内の電子伝達系が使用できなくなるため細胞はアデノシン三リン酸（ATP）産生ができなくなる．そのため，細胞内呼吸が阻害され，ATP産生のために嫌気性代謝に切り替えるが，嫌気性代謝は電子伝達系に比べ効率が悪いうえに乳酸と水素イオンを産生し代謝性アシ

ドーシスを引き起こす。十分に酸素供給しても体内で低酸素症を引き起こし，主に心血管や中枢神経に障害を与え，さまざまな症状を引き起こす。上記以外にもさまざまな機序で脳損傷が悪化するといわれている。

　症状は経路，期間，曝露量によるが中枢神経(頭痛，めまい，混迷，意識障害，けいれん)と心血管の症状(血圧の変動や不整脈)が主である。遅発性障害としてParkinson症候群やその他の神経学的後遺症を生じうる。気体の塩化シアン(CNCL)の曝露は眼や粘膜刺激を起こし，気道に曝露すれば気管支喘息，咳嗽，呼吸困難を引き起こす。

　検査結果では代謝性アシドーシスや乳酸上昇の有無が重要である。シアン化物血中濃度の結果はすぐ出ないので臨床では使えない。シアン化物中毒ではアニオンギャップ(AG)上昇を伴う代謝性アシドーシスが生じ，嫌気性代謝のために乳酸上昇もみられる。乳酸 10 mmol/L(90 mg/dL)以上は約 1.5 mg/L程度以上のシアン化物中毒を示唆する。乳酸 8 mmol/L(72 mg/dL)以上はシアン化物の血中濃度＞ 1.0 mg/Lに対して感度 94％，特異度 70％という報告がある。シアン化物毒性の重症度と乳酸濃度は相関するといわれてる。

　逆に，シアン化物中毒患者の血中濃度と生存は相関しないとされており，下記のようなデータもある。
・0.5 〜 1 mg/L(12 〜 23 μmol/L)：頻脈や紅潮
・1 〜 2.5 mg/L(23 〜 58 μmol/L)：鈍麻
・2.5 〜 3 mg/L(58 〜 69 μmol/L)：混迷
・＞ 3 mg/L(69 μmol/L)：死亡

シアン化物中毒のまとめ
・まれではあるが早期に治療介入できる致死的な疾患である
・臨床医は病歴と症状に応じて判断することが重要
・火災，職場曝露，ニトロプルシドの治療歴やアミグダリンの摂取歴のある人における乳酸上昇を伴う代謝性アシドーシスがあればシアン化

物中毒を考慮すべきである

● 硫化水素中毒

硫化水素は腐った卵のような独特の臭気があるが嗅覚疲労や嗅覚麻痺の作用もあり，高濃度でにおいを感じなくなることもあり事故の原因になりうる。

シアンと同様にミトコンドリア内のシトクロムオキシダーゼのFe^{3+}と結合して酵素を阻害し，低酸素症による中枢神経障害を引き起こす。また，高濃度でただちに中枢抑制・呼吸抑制を引き起こす。800〜1,000 ppmの高濃度ではノックダウンと呼ばれるほど急激に症状が起こり，1呼吸でほぼ脳死する。失神して転倒や転落で怪我をしたり，その場で死に至ることもある。ほかに，粘膜の水分に溶け，眼，気道，皮膚粘膜症状を起こしうる。

皮膚の緑色化は短時間の急性中毒では生じず，長時間高濃度曝露時にヘモグロビンが硫化ヘモグロビンになることによってまれにみられる。

● アジ化合物中毒

防腐剤・農薬原料・起爆剤などの用途がある物資だったが，1998年に日本で中毒事件が発生したのを受け，1999年に毒物に指定された。国内向けの自動車用エアバッグに使われていたが，1999年度末に非アジ化ガス発生剤への切り替えが完了し，2000年以降，国内で発売された車では使用されていない。

シアンと同じくミトコンドリア内のシトクロム酸のFe^{3+}と結合し，酸化的リン酸化，電子伝達系を阻害する。そのため，心臓や中枢神経に障害を来しやすい。

ほかに持続性の血圧低下の作用やカタラーゼや過酸化酵素も阻害し細胞内で過酸化水素が増加するため，ヘモグロビンが酸化されメトヘモグロビン血症が起こることもある。

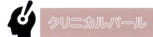

クリニカルパール

- 火災現場の患者の採血が明るい色であればシアン化物中毒か CO 中毒を考慮する

● 文献

- Desai S, Su M. Cyanide poisoning. UpToDate. 閲覧日：2018/02/23
- Johnson RP, Mellors JW. Arteriolization of venous blood gases：a clue to the diagnosis of cyanide poisoning. J Emerg Med 1988；6：401-4. PMID：3147294
- Sauer SW, Keim ME. Hydroxocobalamin：improved public health readiness for cyanide disasters. Ann Emerg Med 2001；37：635-41. PMID：11385334
- O'Brien B, Quigg C, Leong T. Severe cyanide toxicity from 'vitamin supplements'. Eur J Emerg Med 2005；12：257-8. PMID：16175068
- Bromley J, Hughes BG, Leong DC, et al. Life-threatening interaction between complementary medicines：cyanide toxicity following ingestion of amygdalin and vitamin C. Ann Pharmacother 2005；39：1566-9. PMID：16014371
- Morocco AP. Cyanides. Crit Care Clin 2005；21：691-705. PMID：16168309
- Baud FJ, Barriot P, Toffis V, et al. Elevated blood cyanide concentrations in victims of smoke inhalation. N Engl J Med 1991；325：1761-6. PMID：1944484
- Baud FJ, Borron SW, Mégarbane B, et al. Value of lactic acidosis in the assessment of the severity of acute cyanide poisoning. Crit Care Med 2002；30：2044-50. PMID：12352039
- 日本中毒情報センター 医師向け中毒情報 概要 硫化水素（wwwt.j-poison-ic.or.jp/ippan/O16200_0106_3.pdf）. 閲覧日：2018/02/23
- アジド類（アジ化ナトリウム等）Azides による中毒．― 概要情報 ―（1998 年 8 月 12 日，日本中毒情報センター）（www.j-poison-ic.or.jp/news.nsf/7bf3955830f37ccf49256502001b614f/c186ba003c0ddcfe49257d100020c864?OpenDocument）. 閲覧日：2018/02/23
- 千葉百子, 大道正義, 稲葉 裕. アジ化ナトリウムの生体影響と事故例. 日衛誌 1999；53：572-9.

まれな症候の鑑別診断の調べ方

まれな症状の鑑別診断の調べ方といっても，よくある症状について調べる場合と全く異なる手法をとるわけではなく，書籍やwebの検索ツールを利用して一次文献と二次文献のなかから必要な情報を取り出すというステップは変わらない。しかしながら，まれな症状の鑑別診断を調べる際には，語句の選択，文献の選択，検索システムの選択，という3つの選択に特別な注意を要すると筆者は考える。

1．語句の選択

まれな症状の鑑別診断をうまくみつけることができない最大の理由は，適切な語句で検索することができていないことであるというのが筆者の個人的な意見である。たとえば，「睫毛が長くて困る」という症状の鑑別診断を調べたい場合，そのまま「睫毛が長い」や「長い睫毛」という語句で検索しても教科書の索引に該当するものはなく，webでも有用な情報や文献は検出できない。しかしながら，ここであきらめず，なるべく専門用語のようなニュアンスになる語句への変換を試みるだけで結果は大きく異なる。この場合，「長い睫毛」を「長睫毛」と言い換えるだけで，web検索で該当する情報の種類が変わる。さらに，語尾に「病」，「症」，「症候群」という語句をつけるだけで，一般の検索エンジンで調べても，欲しい医学文献に出合いやすくなる。このようにして，いくつか自分なりに造語をつくって検索を繰り返すことにより，複数の医学論文のタイトルもしくはアブストラクトに出てくる語句をみつけ出すことができる可能性がある。なお，日本語には単語ごとの区切りがないことに起因する検索の難しさがあるので，時には英語で検索するほうが早いこともある。たとえば，今回の場合はlong eyelash diseaseやlong eyelash diagnosisと一般の検索エンジンに入力すると，trichomegalyという語句が比較的簡単にみつかることがわかるだろう。このように，日本語と英語を時と場合により使い分けることも，最適な検索語句の特定に有用な手法である。たいていの場合は上記のような言葉の言い換えを繰り返せば十分だが，時にうまくいかないこともある。その際は，最も関連ありそうな医学文献の全文を読み，そのなかに調べたい症状を表す特別な語句が記載されていないかをチェックしていくとよい。

2. 文献の選択

エビデンスなどを調べる場合は，ガイドラインや UpToDate® 内の記載，あるいはシステマティックレビューやランダム化比較試験の結果を中心にみることが一般的であろう。しかしながら，まれな症状の鑑別診断を調べる際には，上記のような文献ではなく，症例報告こそが重要な資料となる。特に，タイトルやアブストラクトに治療に関する記載が少ない症例報告論文は，考察で鑑別診断について詳しく検討しているものが多いので，そのような論文を中心に読むとよい。

3. 検索システムの選択

まれな症状＝まれな疾患という図式が常に成り立つわけではないが，まれな疾患にも目を向ける姿勢が重要である。とてもまれな疾患(多くが遺伝子異常による疾患)は上記の 1，2 を駆使しても通常の検索システムでは探し出せないことがあるため，特別な検索システムをいくつか知っておくとよいだろう。最近では human phenotype ontology を利用した稀少疾患の検索システムとして，PubCaseFinder(症状や徴候から稀少疾患を検索でき，それぞれの疾患の症例報告を関連度合いが高いと思われる順に提示してくれる)（https://pubcasefinder.dbcls.jp/），FindZebra(症状や徴候から稀少疾患を検索できる。関連文献へのリンクもある)（http://www.findzebra.com/），The Phenomizer(Orphanet のデータベースをもとに，症状や徴候の組み合わせから統計学的に一致度の高い順に疾患を提示してくれる)（http://compbio.charite.de/phenomizer/)などがあるので，遺伝子異常による疾患を考える場合には積極的に活用するとよい。

Part 2　色別

70

緑色の尿

鑑別診断
- クロレッツ*などの口臭清涼剤
- メチレンブルーの摂取(内視鏡検査, サプリ, 漢方薬)
- 薬剤性(プロポフォール, メトクロプラミド, シメチジン, インドメタシン, アミトリプチン, メトカルバモール)
- 緑膿菌(*Pseudomonas aeruginosa*)の尿路感染症
- Hartnup病
- 膀胱腸管瘻

解説
メチレンブルーが含まれるものの摂取(漢方薬含む)や薬剤性が原因として多い。そのほか, 口臭清涼剤のクロレッツの過剰摂取(Cloret sign)でも緑色尿は生じる。クロレッツに含まれる水溶性クロロフィルを含むActizolによるものと考えられる。

　薬剤としては, プロポフォールやメトクロプラミドなどが肝臓で代謝されつくられる緑色のフェノール性代謝産物が尿に排泄されることでみられる。非フェノール性の原因もあり, シメチジン, インドメタシン, アミトリプチン, フルピルチン, メトカルバモールなどが原因で起こる。

　疾患ではHartnup病, 膀胱腸管瘻など胆汁が尿中に出る疾患, 緑膿菌の尿路感染症によるピオシアニン色素による緑色尿がある。

*クロレッツは1951年に米国で発売されたミント味のチューインガムで, 日本では1985年に発売された。現在では世界中で売られ, さまざまな味のものがある。

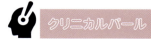

- 緑色の尿は外因性：薬剤歴，市販薬の使用，内視鏡検査歴を明らかにする

● **文献**
- Sun D, Huang SS. Green urine. CMAJ 2018；190：E224. PMID：29483332
- Elkoundi A, Bensghir M, Balkhi H, et al. Green urine in the operating room：the 'Cloret Sign'. QJM. 2018 Apr 1；111：265-6. PMID：29145624

71

白色の尿

鑑別診断
- ミネラルの沈着：高カルシウム尿症，リン酸塩尿，高シュウ酸尿，高尿酸症
- 膿尿：重度の尿路感染症，尿路結核
- 乳糜尿（フィラリア症，住血吸虫症，術後，悪性腫瘍，リンパ管瘻，リンパ管の先天性奇形）
- 脂質尿
- プロポフォール投与
- 蛋白尿

解説
白色尿の鑑別は多彩である．鑑別には尿 pH や沈渣所見が有用である．脂質豊富な食事で白色尿は起こりうる．そのため，尿再検の際に最も低コストの介入をするなら，それは食事変更である．

クリニカルパール

- 非感染症の白色尿の鑑別はミネラル，脂質，蛋白である

● 文献
- Vera M, Molano A, Rodríguez P. Turbid white urine. NDT Plus 2010；3：45-7．PMID：25949403
- Aycock RD, Kass DA. Abnormal urine color. South Med J 2012；105：43-7. PMID：22189666

72

尿バッグの色が紫色に

鑑別診断
・紫色尿バッグ症候群(PUBS)

解説
紫色尿バッグ症候群(purple urine bag syndrome：PUBS)は寝たきりで長期の尿道カテーテル留置の患者で尿バッグが紫色に変色するのが特徴の疾患である。

　PUBSの機序は下記のような流れが考えられている(図)。
1. 腸内細菌により代謝され，トリプトファンがインドールが産生される
2. インドールは腸で吸収され，肝臓でインドキシル硫酸(インジガン)に代謝され，尿に排泄される
3. 尿中で細菌の代謝によりインドキシル硫酸がインドキシルになる
4. インドキシルが尿中でインジゴブルーやインジゴレッドなどの色素に変わる
5. インジゴは青，インジルビンは赤であり，結果的に尿バッグが紫色に変色する

　関連する菌はプロビデンシア，大腸菌，プロテウス，肺炎桿菌などのグラム陰性桿菌が多いが，それ以外にも腸球菌やB群溶血性レンサ球菌(group B streptococcus：GBS)でも報告がある。

　2年間尿道カテーテルを留置された患者で8％，長期尿道カテーテルを留置された患者の8.3〜16.7％に生じるといわれている。長期尿道カテーテルが必要な高齢者の認知症患者の27％にあるという報告もあり，まれな疾患ではないと考えられる。

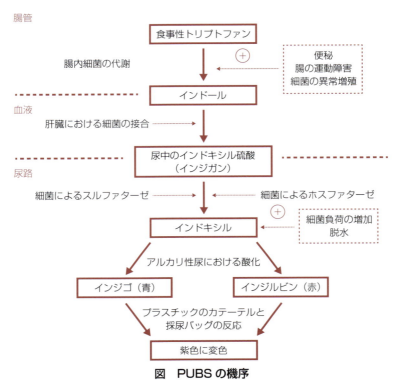

図　PUBS の機序

〔Harun NS, Nainar SK, Chong VH. Purple urine bag syndrome : a rare and interesting phenomenon. South Med J 2007 ; 100 : 1048-50.　PMID：17943055 (https://sma.org/smj-home/)より〕

危険因子とその機序として下記のものが挙げられている。

・尿道カテーテル留置：尿路感染症のリスク
・女性：尿道の短さによる尿路感染症のリスク
・尿中の菌量：細菌酵素の可能性
・アルカリ尿：インドキシルの代謝を促進する
・便秘や腸閉塞：腸の運動性の低下が腸内細菌の過増殖を引き起こし，トリプトファンからインドールへの代謝が増え，結果的に尿中のインジゴやインジルビンが増える

・塩化ビニルプラスティック製のカテーテル
・腎機能障害：インドキシル硫酸クリアランスの障害
・塩化ビニルプラスティック製のカテーテル

　関連する消化器疾患は便秘が多いが，腸閉塞のこともあるし，腸重積でPUBSが発症したという報告もある。ほぼすべての症例でpHは7.0以上である。

　PUBSはほとんどの場合良性で無症候性とされる。病的な意義は不明であり治療の必要性があるかどうかは議論が分かれる。どのように管理するかのガイドラインはない。PUBS自体は良性疾患だが，障害や死亡率と関連しているという報告もあり，根底にある疾患の解決が望ましい。ケースバイケースでの管理が望ましいと考えられている。

　泌尿器科領域における感染制御ガイドラインでは，PUBSに対して抗菌薬を投与する必要はなく，無症候性尿路感染として対応すべきであり，尿道カテーテル留置の必要性の再検討，排便のコントロール，尿量の確保が推奨されている。

　免疫不全の患者においてPUBSからFournier壊疽に進行した症例の報告もあるので，免疫不全の患者であれば注意を払う必要がある。PUBSの予防には泌尿器科的な衛生管理や便秘の管理が必須である。症例によっては抗菌薬が有用だが必要性に関しては議論が分かれる。

 クリニカルパール

● 病棟で尿バッグが紫色になったのをみかけても慌てる必要はない

● 文献
・Tan CK, Wu YP, Wu HY, et al. Purple urine bag syndrome. CMAJ 2008；179：491． PMID：18725621
・Pillai RN, Clavijo J, Narayanan M, et al. An association of purple urine bag syndrome with intussusception. Urology 2007；70：812.e1-2． PMID：

17991574
- Hadano Y, Shimizu T, Takada S, et al. An update on purple urine bag syndrome. Int J Gen Med 2012 ; 5 : 711-4. PMID : 22969302
- Kalsi DS, Ward J, Lee R, et al. Purple urine bag syndrome : A rare spot diagnosis. Dis Markers 2017 ; 9131872.
- 日本泌尿器科学会泌尿器科領域における感染制御ガイドライン作成委員会．泌尿器科領域における感染制御ガイドライン．日本泌尿器科学会雑誌 2009 ; 100 : 1-27.
- Harun NS, Nainar SK, Chong VH. Purple urine bag syndrome : a rare and interesting phenomenon. South Med J 2007 ; 100 : 1048-50. PMID : 17943055

73

黒色の尿

鑑別診断
- 薬剤性：メトロニダゾール，ニトロフラントイン，センナ，メトカルバモール，ソルビトール，メチルドパ，レボドパ(L-ドパ)，鉄剤注射，カスカラ
- 外因性：食事に含まれる外因性の染料
- 中毒：フェノール誘導体クレゾール
- 疾患由来：悪性黒色腫，アルカプトン尿症，ポルフィリン症，ヘモグロビン尿症，ミオグロビン尿症，メラニン尿，チロシン尿，ウロビリノーゲン尿

解説

一般的には薬剤性のことが多いとされる。メチルドパやL-ドパはアルカリ尿内にメラニンを誘発し黒色尿を起こすこともある。内科的な疾患では，アルカプトン尿症(136ページ)患者の尿は，室温でしばらく放置すると黒色に変色する。ほかにポルフィリン症や転移性メラノーマも黒色尿の原因となる。

　救急設定で黒色尿をみた場合は，まれだがクレゾール中毒を考慮する（横紋筋融解症でみられるミオグロビン尿症はコーラというよりも麦茶のような茶色のことが多い）。クレゾールは家庭用の消毒剤や殺菌剤で使用されるフェノール誘導体であり，消毒のような酸味がかったにおいがする。クレゾールの9割以上は腎排泄であり，酸化によりキノールやカテコールに変換され黒色尿を来す。蛋白質に対する変性作用がありすべての組織に障害を与え，排泄の経路は腎臓である。急性クレゾール中毒の臨床像は消化管の腐食性，中枢神経障害，心血管障害，呼吸窮迫，肝障害，腎障害などを起こす。神経障害も伴うため，表皮や皮膚組

織に痛みを伴わない化学熱傷を起こす。

　治療は全身管理による補助療法だが，消化管の腐食性障害の評価のために内視鏡検査，急性腎障害の症例では血液透析を考慮する。

クリニカルパール

- 消毒のような酸味がかったにおい＋黒色尿＋痛みのない褐色様皮膚＋多臓器不全・中毒の病歴はクレゾール中毒を考える

● 文献
- Aycock RD, Kass DA. Abnormal urine color. South Med J 2012 ; 105 : 43-7. PMID : 22189666
- Liu SW, Lin CC, How CK. A man with black urine. Cresol intoxication. Ann Emerg Med 2009 ; 53 : 836-43.　PMID : 19460593
- Seak CK, Lin CC, Seak CJ, et al. A case of black urine and dark skin - cresol poisoning. Clin Toxicol(Phila)2010 ; 48 : 959-60.　PMID : 20923396
- Chindarkar NS, Rentmeester LL, Ly BT, et al. Black urine due to urobilinogen in a patient with alcoholic pellagra. Clin Biochem 2014 ; 47 : 1132-5. PMID : 24709296

74

銀色の便

鑑別診断
- Vater 乳頭部の癌
- 妊婦の黄疸＋鉄剤経口摂取
- 熱帯熱スプルー
- 下痢にスルフォンアミド系薬を内服した小児

解説
銀色の便(Thomas's sign)はまれだが Vater 乳頭部の癌に特徴的な症状である。

　銀色の便は胆管閉塞による白色便と腫瘍からの出血が混じることにより生じる。ほかに銀色の便は妊婦の黄疸患者で鉄剤を内服した症例で報告がある。まれではあるが，銀色の便を認めた患者は黄疸の評価および十二指腸乳頭部癌の除外のための画像検査を受けるべきである。

 クリニカルパール

- 銀の色は閉塞性黄疸の白色便と melena の黒色の混合の結果である

● 文献
- Lawrie GM. Silver stools. JAMA 1980；243：2484-5. PMID：7382033
- Wyse J, Drudi L. Silver stools revisited. Gastroenterology 2013；144：e9-10. PMID：23523841
- Ong YY, Pintauro WM. Silver stools. JAMA 1979；242：2433. PMID：490859
- Wyse J, Drudi L. Silver stools revisited. Gastroenterology 2013；144：e9-e10. PMID：23523841

75

緑色の髄液

鑑別診断
- 緑膿菌感染などの膿性髄液
- 高ビリルビン血症

解説

緑色の髄液は緑膿菌 (*Pseudomonas aeruginosa*) 感染などの膿性髄液や高ビリルビン血症で生じる。茶色の髄液は中枢神経のメラノーマで生じる。非キサントクロミーの髄液の鑑別診断はかなり特異的になる。

髄液は白血球＞200/mm^3，赤血球＞400/mm^3 あたりから混濁してくる。キサントクロミーは赤血球の分解により生じるオキシヘモグロビン，メトヘモグロン，ビリルビンにより橙黄色(ないしピンク色)を呈し

表　髄液の色による鑑別診断

髄液の色	鑑別
黄色	血液の分解産物 高ビリルビン血症 総蛋白＞150 mg/dL 赤血球＞10万/mm^3
オレンジ	血液の分解産物 高カロチノイド摂取
ピンク	血液の分解産物
グリーン	高ビリルビン血症 膿性髄液
茶色	髄膜のメラノーマ

(Seehusen DA, Reeves MM, Fomin DA. Cerebrospinal fluid analysis. Am Fam Physician 2003；68：1103-8. PMID：14524396 の Table 1 より)

たものの総称である。赤血球による変色は髄液に入って2時間後に始まり，2〜4週間継続する。キサントクロミーはくも膜下出血(subarachnoid hemorrhage：SAH)発症12時間以内の患者の90％以上や10〜15 mg/dLのビリルビン値を有する患者に存在する。新生児はビリルビンや蛋白がよく上昇するため，しばしばキサントクロミーを呈する。

色による鑑別診断を表に示す。

クリニカルパール

- キサントクロミーの "2" ルール：陽転は2時間，持続が2週間

● 文献
- Seehusen DA, Reeves MM, Fomin DA. Cerebrospinal fluid analysis. Am Fam Physician 2003 ; 68 : 1103-8.　PMID : 14524396
- Escota G, Como J, Kessler H. The green cerebrospinal fluid. Am J Med 2011 ; 124 : 411-3.　PMID : 21531229

76 青色の爪

鑑別診断
- 薬剤性(化学療法薬以外)：ミノサイクリン，抗マラリア薬，抗HIV薬(アジドチミジン)
- 薬剤性(化学療法薬)：シクロホスファミド＋ビンクリスチン＋ドキソルビシン＋ダカルバジン，フルオロウラシル(5-FU®)＋ドキソルビシン＋シクロホスファミド，ビンブラスチン＋アクチノマイシンD＋ブレオマイシン
- フェノールフタレイン
- Wilson病
- ヘモグロビンM症
- 銀中毒
- ビタミンB_{12}欠乏
- HIV / AIDS
- hereditary acrolabial telangiectasia

解説
爪の青色の変色は半月部にみられ，薬剤性が多い。抗マラリア薬はメラニンやヘモジデリンの沈着，化学療法による場合はメラノサイトの活性化，ミノサイクリンは鉄の沈着などの機序が考えられている。Wilson病の10％で銅の沈着により青い半月の変色がみられ，ヒト免疫不全ウイルス(human immunodeficiency virus：HIV) / 後天性免疫不全症候群(acquired immunodeficiency syndrome：AIDS)やビタミンB_{12}欠乏や銀中毒による青色の変色の報告もある。

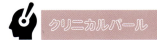
クリニカルパール

- 半月部の青い爪をみたら薬剤性をまず考える

文献
- Cohen PR. The lunula. J Am Acad Dermatol 1996 ; 34 : 943-53. PMID : 8647987
- Zaiac MN, Walker A. Nail abnormalities associated with systemic pathologies. Clin Dermatol 2013 ; 31 : 627-49. PMID : 24079592

77 黄色の爪

鑑別診断
・黄色爪症候群

● 黄色爪症候群の鑑別疾患
- 爪疾患：爪白癬，緑膿菌感染，鉤彎爪，爪肥厚
- 爪床疾患：爪床の紅皮症，爪床の膿皮症
- 薬剤性：D-ペニシラミンやテトラサイクリン内服，抗マラリア薬(キナクリン)，金製剤，リチウム製剤，外用薬(ニコチン酸，グルタルアルデヒド，アクリノール，ピクリン酸)の付着
- その他：甲状腺機能低下症，ネフローゼ症候群

解説
黄色爪症候群は肺疾患，リンパ浮腫，成長遅延を伴う黄色爪が三徴とされ，2つ以上の症状が存在で診断となる。三徴がすべて揃うのは1/3程度とされており，のちに発症するパターンもある。随伴する肺疾患では胸水が有名だが，胸水自体の有病率は40～50％程度とされている。胸水以外に関連疾患は気管支拡張症や慢性副鼻腔炎がある。爪は徐々に肥厚し不透明になり，半月や爪上皮の喪失を伴いながら屈曲していく。

　平均年齢は60歳，8割近くが41～80歳で発症し，男女比はほぼ同等である。ほとんどの患者が慢性的な呼吸器症状があった。合併症の割合はリンパ浮腫 63％，胸水 46％，気管支拡張症 44％，慢性副鼻腔炎 41％，再発性肺炎 22％。診断までの時間は平均1年(5か月～22年)という報告がある。

● 黄色爪症候群の胸部画像や呼吸機能検査

画像検査における胸部 X 線写真では，胸水は 48％，正常は 18％であり，その他には両側の間質影，斑状の浸潤影，気管支拡張症，肺尖部の線維症などがあった．胸部 CT の結果では気管支拡張症が 47％，胸水が 47％で両側性のほうが多かった．そのほかには局所的な浸潤影（18％），胸腔内リンパ節腫脹（8％），心嚢液（8％）などの所見があった．8％で CT 正常だった．呼吸機能検査は 43％が閉塞性，14％が拘束性，6％が混合性，6％が拡散能のみ低下，23％が正常の結果であった．

● 黄色爪症候群の胸水のデータ

・黄色爪症候群の胸水に関しては下記のようなデータがある
・場所は 72.0％が両側性，15.1％が右側，12.9％が左側
・外見は 75.3％が漿液性，18.8％が乳白色
・性状は 94.7％が滲出性，5.3％が漏出性
・pH は 7.35 〜 7.80
・細胞数は平均 1,540（240 〜 8,000）でリンパ球優位
・総蛋白（total protein：TP）の中央値は 4.2 g（1.6 〜 94 g），92.4％が 3 g/dL 以上
・乳酸脱水素酵素（lactate dehydrogenase：LDH）は 2,609 IU/L を示した 1 例を除けば，55 〜 410 IU/L だった
・アデノシンデアミナーゼ（adenosine deaminase：ADA）は高値を示すこともある

クリニカルパール

● 原因不明の滲出性胸水，リンパ浮腫をみたら，爪が黄色くないかを確認する

黄色の爪

● 文献

- Maldonado F, Tazelaar HD, Wang CW, et al. Yellow nail syndrome : analysis of 41 consecutive patients. Chest 2008 ; 134 : 375-81. PMID : 18403655
- Valdés L, Huggins JT, Gude F, et al. Characteristics of patients with yellow nail syndrome and pleural effusion. Respirology 2014 ; 19 : 985-92. PMID : 25123563
- 渡部悦子, 望月吉郎, 中原保治, ほか. 両側胸水を認めた黄色爪症候群の1例. 日呼吸会誌 2010 ; 48 : 458-62.

78

黒い爪

主な鑑別診断
・悪性黒色腫
・Bowen 病
・爪下血腫
・感染症（緑膿菌や *Proteus*）
・薬剤性
・母斑による爪甲色素線条

解説
頻度としては爪下血腫が高いが，除外すべき疾患の筆頭は悪性黒色腫になる。薬剤性で頻度が高いとされているのは抗マラリア薬，抗 HIV（human immunodeficiency virus：ヒト免疫不全ウイルス）薬，化学療法，ミノサイクリン，フェノチアジン系薬とされている。

　部分的/全体的に黒くなる場合や縦方向に黒くなるパターンなどさまざまであり，爪の黒色化の鑑別は非常に多彩になる。詳細な鑑別診断を表に示す。

　病変は単一の指かどうか，外傷や全身性疾患の徴候や治療歴などの情報は鑑別に有用である。良性疾患と早期の黒色腫との鑑別は難しいといわれている。色の濃さは良性，悪性の決め手にはならず，薄めの黒色腫も存在する。幅が不整，輪郭が不明瞭，色調に濃淡がある，途中で途絶している，細くなったり太くなったりするなどの所見は黒色腫を疑うとされている。黒色変化病変が新規発症，サイズ増大や色調の変化，大きさが 3 mm 以上，Hutchinson 徴候などの所見があれば精査が望ましいと考えられ，早めに専門医に紹介する必要がある。

Hutchinson徴候は後爪郭部分に黒褐色斑がみられることをいい，悪性黒色腫の疑いが増す所見といわれている．しかし，Hutchinson徴候は悪性黒色腫以外の疾患でもみられることがあり，これは偽Hutchinson徴候といわれる．偽Hutchinson徴候を示す疾患は人種，Lauzier-Hunziker症候群，Peutz-Jeghers-Touraine症候群，放射線治療，栄養失調，ミノサイクリン，後天性免疫不全症候群(acquired immunodeficiency syndrome：AIDS)，先天性母斑，外傷，爪下血腫などの良性のものやBowen病などの悪性疾患も含まれる．

　経過観察の頻度に明確なコンセンサスはないが，生検するか微妙な状態の場合に6か月ごとのフォローを推奨する意見もある．なお，黒色腫の頻度は親指，母趾，人差し指が多く，好発年齢は50代～70代である．

　爪の黒色腫自体はまれな疾患であり，白人では黒色腫全体の1～3％，黒色人種では全体の15～30％，日本人では最大23％を占める．黒色腫というと足の裏が好発部位だが，手足の爪も日本人の悪性黒色腫の好発部である．爪の黒色腫の2/3では爪に縦状の色素線条で出現し，1/3は爪床の塊や爪甲の異常で出現する．良性の母斑による爪甲色素線条との鑑別が問題となり，皮膚科医によるダーモスコピーは鑑別に有用とされている．

　爪の黒色腫の診断の遅れはまれではない．これは予後不良に関連し，患者素因と医療者素因の両面性があるとされる．38～76％で初発症状は爪の色素沈着だが，この段階で医師に相談する者は1/3しかいない．また，診断ミスは52％で生じ，平均18か月の診断の遅れを引き起こすとされる．そのために予後は不良であり，5年生存率は30％，10年生存率は13％とされる．

表　詳細な鑑別診断

- 生理学的な原因：妊娠，人種
- 外傷：爪下血腫，外傷性色素沈着
- 局所：慢性的な外傷，爪真菌症，爪噛み，職業，手根管症候群
- 皮膚疾患：乾癬，扁平苔癬，アミロイドーシス，慢性放射性皮膚炎，全身性エリテマトーデス，限局性強皮症，慢性爪周囲炎，爪真菌症，オニコマトリコーマ，Bowen病，粘液偽囊胞，基底細胞癌，爪下線維性組織球腫，尋常性疣贅
- 全身性疾患：Addison病，Cushing症候群，Nelson症候群，甲状腺機能亢進症，先端巨大症，アルカプトン尿症，栄養障害，ヘモジデローシス，高ビリルビン血症，ポルフィリン症，移植片対宿主病（graft vs. host disease：GVHD），AIDS，Laugier-Hunziker症候群，Peutz-Jegher-Touraine症候群
- 医原性：光線療法，電子線治療，放射線治療
- 薬剤性：副腎皮質刺激ホルモン（ACTH），アモロルフィン，ヒ素，chloroquine，クロファジミン，クロミプラミン，サイクロン，フルコナゾール，フッ素，金製剤，イブプロフェン，ケトコナゾール，ラミブジン，水銀，ミノサイクリン，ポリ塩化ビフェニル（PCB），メラニン細胞刺激ホルモン（MSH），フェニトイン，フェノチアジン系薬，ソラレン，ロキシスロマイシン，ステロイド，スルフォンアミド系薬，タリウム，ティモロール，ジドブジン
- 薬剤性（化学療法）：ドキソルビシン，ブレオマイシン，ブスルファン，シクロホスファミド，ダカルバジン，ダウノルビシン，エトポシド，フルオロウラシル（5-FU®），ヒドロキシカルバミド（ヒドロキシ尿素），イマチニブ，メルファラン，メトトレキサート，窒素マスタード，ニトロソウレア系薬，テガフール，カペシタビン，カルボプラチン，ドセタキセル，ビンクリスチン

クリニカルパール

- 黒い爪の鑑別は否定されるまで黒色腫を考える

文献

- André J, Lateur N. Pigmented nail disorders. Dermatol Clin 2006；24：329-39.　PMID：16798430
- Zaiac MN, Walker A. Nail abnormalities associated with systemic pathologies. Clin Dermatol 2013；31：627-49.　PMID：24079592
- Rich P. Overview of nail disorders. UpToDate.　閲覧日：2018/12/19

79

緑色の爪

鑑別診断
・green nail syndrome（緑色爪症候群）（chloronychia）

解説
green nail syndrome（緑色爪症候群）（chloronychia）は，真菌感染症に加えて緑膿菌感染症が生じることによって起こる．基本的に1つか2つの爪で生じ，緑膿菌が出すピオベルジンとピオシアニンで爪甲の下面に色が付着するために起きる．爪甲剥離症，慢性的な爪周囲炎，爪甲損傷癖があり手を水に漬けることの多い人に起きやすい．主婦，理容師，皿洗いをする人，パン屋，医療従事者に起きやすく職業病の側面もある．

　緑色爪症候群を起こす爪の基礎疾患として爪甲剥離症を伴ってることが多い（次ページの**コラム**参照）．

クリニカルパール

● 緑色爪症候群をみたら，緑膿菌感染の治療だけでなく基礎疾患の爪甲剥離症の原因まで掘り下げる必要がある

● 文献
・Chiriac A, Brzezinski P, Foia L, et al. Chloronychia : green nail syndrome caused by Pseudomonas aeruginosa in elderly persons. Clin Interv Aging 2015 ; 10 : 265-7.　PMID : 25609938
・Matsuura H, Senoo A, Saito M, et al. Green nail syndrome. QJM 2017 ; 110 : 609.　PMID : 28911027
・Bae Y, Lee GM, Sim JH, et al. Green nail syndrome treated with the applica-

tion of tobramycin eye drop. Ann Dermatol 2014 ; 26 : 514-6. PMID : 25143684
・Hengge UR, Bardeli V. Images in clinical medicine. Green nails. N Engl J Med 2009 ; 360 : 1125. PMID : 19279344
・Piraccini BM, Alessandrini A. Drug-related nail disease. Clin Dermatol 2013 ; 31 : 618-26. PMID : 24079591
・Zaiac MN, Walker A. Nail abnormalities associated with systemic pathologies. Clin Dermatol 2013 ; 31 : 627-49. PMID : 24079592

爪甲剥離症（onycholysis）

原因は外傷が多いが，皮膚疾患だけでなく薬剤や内科疾患で起こることもあるので，そちらへの考慮も可能であれば行いたい。原因疾患や薬剤を下記に示す。

関連する疾患や薬剤
- 心血管：閉塞動脈硬化症，指の虚血
- 内分泌：糖尿病，甲状腺機能亢進症，甲状腺機能低下症，妊娠，ペラグラ，多発性骨髄腫に関連するアミロイドーシス
- 血液：鉄欠乏性貧血，晩発性皮膚ポルフィリン症，偽ポルフィリン症，骨髄性ポルフィリン症
- 腫瘍：Langerhans 細胞組織球症，肺癌
- 感染症：Hansen 病，梅毒
- 神経：神経炎
- 呼吸：気管支拡張症や胸水（黄色爪症候群）
- 腎臓：慢性腎不全
- 膠原病：乾癬性関節炎，強皮症，反応性関節炎，サルコイドーシス，全身性エリテマトーデス
- 皮膚：脱毛症，アトピー性皮膚炎，湿疹，扁平苔癬，苔癬，多汗症，尋常性天疱瘡，増殖性天疱瘡，乾癬，shell nail syndrome
- 薬剤：テトラサイクリン系抗菌薬，カプトプリル，免疫抑制剤（シロリムス，リツキシマブ，メトトレキサート），化学療法〔ドセタキセル，パクリタキセル，ドキソルビシン，カペシタビン，フルオロウラシル（5-FU®），エトポシド，ビンクリスチン，ミトキサントロン〕，エルロチニブ，ビタミン A，ロキシスロマイシン，バルプロ酸ナトリウム

Part 3　食事・薬剤摂取

80

居酒屋で若年男性に発症した急性の筋力低下

鑑別診断
- 甲状腺機能亢進症に伴う周期性四肢麻痺
- 急性アルコール中毒

解説
食べ物やアルコールが入った後に急性の筋力低下が起きるという病歴からは，診断は上記の2つを考える。"Zebra Cards™ — An Aid to Ob-

表　周期性四肢麻痺の比較

	甲状腺中毒	低カリウム性
発症年齢	20歳以上	20歳未満
発作の頻度	まれ	まれ（1年に数回）
発作の時間	数時間〜数日	数時間〜数日
きっかけ	運動，炭水化物，ストレス	運動，炭水化物，ストレス
カリウム濃度	低カリウム	低カリウム性
随伴症状	甲状腺機能亢進症	緩徐発症のミオパチー
病因	甲状腺中毒，遺伝性の可能性あり	筋膜上のカルシウムやナトリウムイオンチャネルの常染色体優性遺伝の障害
浸透度		特に女性で非浸透性が多い
疫学	アジア人の男性に多い	男性で多い
予防	甲状腺の治療，βブロッカー	炭酸脱水酵素阻害薬，カリウム保持利尿薬

〔Gutmann L, Conwit R. Thyrotoxic Periodic Paralysis. In：UpToDate, Post TW（Ed）, UpToDate, Waltham, MA.（閲覧日：2018/12/19）Copyright© 2019 UpToDate, Inc. より許可を得て改変。詳細は www.uptodate.com を参照〕

scure Diagnosis"では，30歳のアジア人男性がスパゲッティーを食べた後に起こした全身性の脱力が取り上げられている。周期性四肢麻痺は甲状腺機能亢進症に伴う後天性のものと遺伝性のもとに分かれ，また，甲状腺機能亢進症に伴う低カリウム性周期性四肢麻痺はその臨床像にかなりの幅がある(表)。

● 1. 甲状腺機能亢進症に伴う低カリウム性周期性四肢麻痺

甲状腺機能亢進症に伴う周期性四肢麻痺は9割以上が男性に起きるといわれ，アジア人で多い。甲状腺機能亢進性に伴う周期性四肢麻痺は甲状腺機能亢進症の2％，アジア人男性に限ると8〜13％程度に起きるといわれる。8割が20〜39歳で発症し，原因で多いのはBasedow病

高カリウム性	Andersen症候群
10歳未満	20歳未満
1日に数回	毎月
数分〜数時間	数日
運動，空腹，ストレス，カリウム豊富な食事	運動後の休息
正常か高カリウム	いろいろ
緩徐発症のミオパチーや運動時のミオトニアや筋電図で確認できるミオトニア	異形症，QT延長，心室性不整脈
筋膜上のナトリウムイオンチャネルの常染色体優性遺伝	カリウムチャネルの常染色体優性遺伝
浸透性が高い	非浸透性や不完全浸透はよくみられる
性差なし	家族内表現型
炭酸脱水酵素阻害薬，サイアザイド系利尿薬，β刺激薬吸入	炭酸脱水酵素阻害薬

で，チロシン乱用などが原因のこともある。多くの患者で周期性四肢麻痺の発症の数か月〜数年前に甲状腺機能亢進症の症状が先行しているが，4〜6割で周期性四肢麻痺の発症時に気づき，1〜2割で周期性四肢麻痺を発症後に甲状腺機能亢進症の症状が出る者もいる。

　発症のきっかけは夜間の休息や睡眠後，上気道感染，飲酒，高炭水化物，寒冷曝露，運動，月経，β_2刺激薬の吸入などさまざまである。発症は数時間後が典型的だが数分のことも数日のこともあり，夜間や早朝に多い。頻度は数週間〜数か月に1回のことが多いが，1週間に何回も起きる患者もいる。興味深いことに季節性の報告があり，5〜10月の暑い季節に多く（75.6％），9月がピーク（17.8％）といわれている。

　主な症状は下肢優位の近位筋の筋力低下で，ほかの症状として，筋肉痛40％，呼吸困難13.3％，頸部や背部痛8.9％，嚥下障害4.4％，こむら返り2.2％などの報告がある。筋緊張低下と腱反射の低下か消失が典型的だが反射が正常〜亢進する。

　低カリウムの平均は2.0 ± 0.5 mEq/L程度だが，1.5 mEq/L以下の報告やカリウムが正常の報告もある。低リンや低マグネシウムを併発，クレアチンキナーゼ（creatine kinase：CK）上昇（306 ± 283），これに横紋筋融解症が伴う報告もある。

　8割でカリウム補充が必要で，補充による合併症の報告はない。24時間以内に半数，長くても4日以内に改善する。

● 2. 遺伝性低カリウム性周期性四肢麻痺

低カリウム性周期性四肢麻痺の有病率は推定10万分の1ほどで，常染色体優性異常である。浸透率は特に女性で不完全である。原因で一番多いのは骨格筋型カルシウムチャネルαサブユニット（CACNA1S）の遺伝子の変異で70％を占め，次に骨格筋型ナトリウムチャネルαサブユニット（SCN4A）の変異である。ナトリウムチャネル異常のほうが顕著な筋肉痛，より若い年齢での発症，発作期間が短め，軽症の筋障害を起

こしやすい。

3. 遺伝性高カリウム性周期性四肢麻痺

遺伝性高カリウム性周期性四肢麻痺は有病率は20万分の1で常染色体優性異常である。性差はなく、原因は骨格筋のナトリウムチャネルSCN4Aの遺伝子の異常である。主に乳児か小児期に発症し、誘因は寒冷曝露、運動後の安静、空腹、カリウム摂取などである。発作の頻度は高い（1日に数回）、重症度は低く、発作期間は短め（数分〜数時間）である。カリウムは正常か上昇し、平均は5.3 mEq/L程度でミオトニアが20〜70％でみられる。

4. Andersen症候群

Andersen症候群の主な症状に周期性四肢麻痺、形態異常、心室性不整脈を特徴とするまれな常染色体優性疾患でQT延長を伴う。形態異常には低身長、耳介低位、幅広い鼻翼、下顎低形成などさまざまなものがある。

クリニカルパール

- 若年のアジア人男性が夏〜秋に急性の筋力低下を繰り返したら、バイタルサインと眼、首の診察がその原因を教えてくれるかもしれない

● 文献

- Sotos JG. Zebra Card™ ― An Aid to Obscure Diagnosis. DI-002　weakness after spaghetti.
- Gutmann L, Conwit R. Thyrotoxic periodic paralysis. UpToDate. 閲覧日：2018/12/19
- Schwartz PJ, Ackerman MJ. Congenital long QT syndrome：Epidemiology and clinical manifestations. UpToDate. 閲覧日：2018/12/19

81

飲み屋でのショック

鑑別診断
- ジスルフィラム-エタノール反応
- シアナミド-エタノール反応
- アナフィラキシーショック
- ヒスタミン中毒

解説
ジスルフィラムやシアナミドはアルコール依存症の治療に使われることのある薬剤である。比較的安全な薬として知られているが，まれに飲酒により起きるジスルフィラム-エタノール反応で治療抵抗性ショックを含め致死的な反応が起きることがある。シアナミドでも同様の報告がある。

　嫌酒薬はアルデヒド脱水素酵素を阻害することで少量の飲酒でもアセトアルデヒドの体内蓄積を起こし悪酔いさせる。嫌酒薬たる所以である。エタノール摂取後，1時間以内にピークに達し，数時間後に消失する。

　高濃度アセトアルデヒドは血管拡張を引き起こし，頭痛，紅潮，嘔気などの症状を起こしうる。ジスルフィラム-エタノール反応のほとんどは顔面紅潮，悪心などの軽症であり，数時間で自然に改善することがほとんどである。しかしまれに，呼吸困難，喘鳴，重度の胃炎，血管浮腫，低血圧，難治性ショック，不整脈などの重症例や死亡まで起こすことがある。なかには血圧低下が数日間と遷延する症例も存在する。

　ジスルフィラム-エタノール反応は少量のエタノールでも生じうる。シアナミド-エタノール反応の強さはさまざまだが，一般的に摂取した

アルコールの量に比例する。

ジスルフィラムはノルアドレナリン合成に関するドパミン β-水酸化酵素を阻害し，相対的な内因性カテコラミン欠乏を起こすことにより，心原性ショック様にもなる。加えて，ドパミン β-水酸化酵素を阻害することにより，低血圧やアドレナリン反応性を低下させるともいわれている。

そのため，結果としてジスルフィラム-エタノール反応は，
・アナフィラキシー様のショック
・心原性ショック
・治療抵抗性ショック
などの臨床像を来しうる。

治療は補液とカテコラミンによる昇圧薬がメインとなる。病態のメインは血管拡張であり，昇圧薬はドパミンではなくノルアドレナリンないしアドレナリンの投与が推奨される。症例報告でもドパミンで効果がなくノルアドレナリンないしアドレナリンに切り替えたところ昇圧に成功しているケースがある。

それ以外の治療の選択として，アルコール脱水素酵素阻害薬のフォメピゾールがある。フォメピゾールは 1 バイアルに 1,500 mg あり，メタノール中毒やエチレングリコール中毒に効果があり，2015 年 1 月に保険収載されている薬剤である。重症のジスルフィラム-エタノール反応に対する安全かつ効果的な治療である可能性があり，補液やカテコラミンに反応しない場合，単回投与のフォメピゾール 15 mg/kg を推奨する文献がある。

クリニカルパール

● 飲み屋での治療抵抗性ショック，アナフィラキシー様のショックはジスルフィラム-エタノール反応を考える

● 文献

- Bourcier S, Mongardon N, Daviaud F, et al. Disulfiram ethanol reaction mimicking anaphylactic, cardiogenic, and septic shock. Am J Emerg Med 2013 ; 31 : 270e1-3. PMID : 22809767
- Sande M, Thompson D, Monte AA. Fomepizole for severe disulfiram-ethanol reactions. Am J Emerg Med 2012 ; 30 : 262e3-5. PMID : 21208769
- Ho MP, Yo CH, Liu CM, et al. Refractive hypotension in a patient with disulfiram-ethanol reaction. Am J Med Sci 2007 ; 333 : 53-5. PMID : 17220694
- Zapata E, Orwin A. Severe hypertension and bronchospasm during disulfiram-ethanol test reaction. BMJ 1992 ; 305 : 870. PMID : 1422404
- Kondo Y, Fuke C, Higa A, et al. Cyanamide-ethanol reaction induced shock : report of a case and literature review. Chudoku Kenkyu. 2013 ; 26 : 295-9. PMID : 24483008

82

飲酒後の痛み

鑑別診断
- 悪性リンパ腫
- 頭頸部や頸椎の悪性腫瘍
- 乳癌，子宮頸癌，子宮内膜癌，膀胱癌

解説

飲酒後の痛みは奇妙で，時に認識されていない。原因は悪性腫瘍(特にHodgkinリンパ腫)による症状の1つといわれている。痛みは典型的には頸部，胸部，腹部などの病変に付随するリンパ節領域に生じる。たとえば，膀胱癌や子宮頸癌の患者は時に骨盤痛を自覚する。痛みは通常，飲酒して数分以内に起きるが，数時間後に起きることもある。飲酒による痛みは1～2口程度の少量でも起こりうるといわれる。

飲酒による痛みが悪性腫瘍の診断前に出現していることがあり，それは時に数か月や数年前のこともある。痛みは非常に強かったり，経験したことのないような痛みだったりすることもある。

この珍しい症状が発生する率は明らかにはなっていないが，報告によってはHodgkinリンパ腫の20％に起きるといわれている。そのため，臨床医は飲酒後の痛みを呈する患者に対しては悪性腫瘍の除外のために，身体診察や追加の画像検査を考慮すべきである。

クリニカルパール

- この特異的な病歴は，飲酒歴に続けて訊くのがよい。飲酒しない患者には無効な質問だからである

● 文献
- Brewin TB. Alcohol intolerance in neoplastic disease. Br Med J 1966 ; 2 : 437-41. PMID : 5912509
- Bryant AJ, Newman JH. Alcohol intolerance associated with Hodgkin lymphoma. CMAJ 2013 ; 185 : E353. PMID : 23091182
- Seghers L, van Zaanen HC. Shoulder pain after alcohol consumption. Neth J Med 2014 ; 72 : 150-4. PMID : 24846930

Hodgkin リンパ腫のまれな症状

1. 瘙痒症状
2. 皮下の Hodgkin リンパ腫
   - 特異的病変①：体幹部や四肢の浸潤性の丘疹病変
   - 特異的病変②：type A リンパ腫様丘疹症
   - 非特異的病変①：紅斑，蕁麻疹，水疱性病変
   - 非特異的病変②：感染症誘発性発疹（水痘・帯状疱疹ウイルスやサイトメガロウイルス）
3. 飲酒後の痛み
4. ネフローゼ症候群
5. 溶血性貧血
6. 特発性血小板減少性紫斑病
7. 椎体全体に硬化像
8. 中枢神経病変
   - 亜急性小脳変性
   - 進行性多巣性白質脳症
   - 辺縁系脳炎（Ophelia 症候群）
   - 腫瘍随伴脊髄症

● 文献
- Cavalli F. Rare syndromes in Hodgkin's disease. Ann Oncol 1998 ; 9 Suppl 5 : S109-13. PMID : 9926248

83

高蛋白を食べると動けない

鑑別診断
・レボドパ内服中の Parkinson 病

解説
レボドパは中性アミノ酸トランスポーターで吸収される。蛋白質が分解されて生じるアミノ酸も中性アミノ酸トランスポーターで吸収される。そのため，高蛋白食による大量の食事由来のアミノ酸とレボドパで中性アミノ酸トランスポーターによる吸収を競合するため，高蛋白食によるレボドパの吸収阻害が起きうる。

レボドパ投与してもうまく"on"にならなかったり，予測不能に"off"になったりするときはレボドパ製剤と高蛋白を同時摂取しないように指導する。

進行期の患者や他のアミノ酸との競合により運動症状の変動がある者でなければ，蛋白質制限はする必要はないという考えもある。

蛋白質を食べないわけにはいかないので，朝と昼の食事を低蛋白にし，夕食で蛋白を補うように指導する方法もある。

 クリニカルパール

- 上記のような現象は知っておく必要があるが，それが必要な栄養をとらない，という理由にはならない。不要な栄養制限にならないよう注意する

● **文献**

- Juncos JL, Fabbrini G, Mouradian MM, et al. Dietary influences on the antiparkinsonian response to levodopa. Arch Neurol 1987 ; 44 : 1003-5.　PMID：3632369
- Pincus JH, Barry KM. Plasma levels of amino acids correlate with motor fluctuations in parkinsonism. Arch Neurol 1987 ; 44 : 1006-9.　PMID：3632370
- Tarsy D. Nonpharmacologic management of Parkinson disease. Nonpharmacologic management of Parkinson disease. UpToDate.　閲覧日：2017/02/15
- Tarsy D. Motor fluctuations and dyskinesia in Parkinson disease. UpToDate. 閲覧日：2017/02/15

84

御飯を食べているのにペラグラになる

鑑別診断
・消化器疾患による吸収阻害
・カルチノイド症候群
・イソニアジド（INH）内服中

解説

ペラグラはビタミン B_3（ナイアシン）欠乏により発症する。3D（diarrhea, dementia, dermatitis）あるいはそれに death を加えた 4D が症状で有名である。ペラグラの初期症状には倦怠感，脱力感，食欲低下，軽度の消化器症状，不安や抑うつなどの神経精神症状がある。

ペラグラの皮膚症状は両側性の日光曝露部位に生じる。手の伸側（手の甲）の部分に一番みられる（77 ～ 97％）。太陽光線を浴びると，首の回りに Casal の首飾り様の，また，顔には蝶形の病変ができることもある。急性期は紅斑を呈し，触るだけで疼痛を起こしたり，瘙痒感や灼熱感を伴ったりする。

1/3 で唇，舌，口腔の粘膜障害が生じる。

下痢は 50％の症例でみられ，その他の消化器症状には食欲低下，嘔気，嘔吐，上腹部不快感，腹痛，唾液分泌増加，胃炎，塩酸欠乏などがある。

精神神経症状にはさまざまなものがあり，倦怠感や不眠から混迷，記憶喪失，精神病などが特徴的な脳症に進展し，最終的には混迷から死亡に至る。脊髄炎や末梢神経障害も時々みられる。

60 mg のトリプトファン摂取で 1 mg のナイアシンとなる。1 日のナイアシンの必要量は 5 ～ 20 mg で妊婦や授乳中は増加する。合成にビ

タミン B_2 と B_6 が必要なので，どちらかが欠乏してもペラグラのリスクとなり，ロイシンの過剰摂取はトリプトファンからナイアシンへの変換を妨害するのでペラグラのリスクになる。

　二次性のペラグラは適切なナイアシンを摂取しているにもかかわらず発生し，原因として下記のようなものが挙げられている。
・長期下痢，慢性大腸炎，回腸炎，肝硬変，カルチノイド腫瘍，潰瘍性大腸炎，Crohn病，消化管結核，Hartnup症候群
・神経性食欲不振症，慢性アルコール依存
・ヒト免疫不全ウイルス(human immunodeficiency virus：HIV)感染症
・薬剤性
　　ピラジナミド，イソニアジド，6-メルカプトプリン，アザチオプリン，クロラムフェニコール，カルビドパ
　　抗てんかん薬：ヒダントイン，エチオナミド，フェノバルビタール
　　化学療法薬：フルシトシン(5-FC)，ドセタキセル＋エストラムスチン
　　ホルモン剤：エストロゲン，プロゲステロン
　　ロイシン過剰摂取

　カルチノイド症候群は腫瘍細胞がトリプトファンをセロトニンに変換してしまうので内因性ナイアシン合成を阻害する。

　Hartnup病ではトリプトファンを含むアミノ酸の吸収ができない。アミノ酸トランスポーターB0AT1(SLC6A19)の先天異常によって起こることが明らかになっている。

　抗結核薬であるイソニアジドはナイアシンの類似体で内因性ナイアシン産生を抑制する。フルオロウラシル，ピラジナミド，フェノバルビタール，アザチオプリン，クロラムフェニコールもトリプトファンからナイアシンへの変換を阻害することでペラグラを発症することがある。

　ペラグラはHIV感染症でも報告があり，その病態として，HIV感染

細胞でナイアシンが低下することに起因すると説明されている。

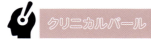 クリニカルパール

- 栄養素のほとんどの問題は in か out の問題だが，in が問題ない場合，やはりまず out の問題を考える

● 文献
- Hegyi J, Schwartz RA, Hegyi V. Pellagra : dermatitis, dementia, and diarrhea. Int J Dermatol 2004 ; 43 : 1-5. PMID : 14693013
- Prousky JE. Pellagra may be a rare secondary complication of anorexia nervosa : a systematic review of the literature. Altern Med Rev 2003 ; 8 : 180-5. PMID : 12777163
- Wan P, Moat S, Anstey A. Pellagra : a review with emphasis on photosensitivity. Br J Dermatol 2011 ; 164 : 1188-200. PMID : 21128910
- Zaki I, Millard L. Pellagra complicating Crohn's disease. Postgrad Med J 1995 ; 71 : 496-7. PMID : 7567761
- Yokomizo Y, Fujikawa A, Tajiri T, et al. Two cases of pellagra associated with chemotherapy of docetaxel, estramustine, dexamethasone. Hinyokika Kiyo 2010 ; 56 : 585-8. PMID : 21063165
- Seow HF, Bröer S, Bröer A, et al. Hartnup disorder is caused by mutations in the gene encoding the neutral amino acid transporter SLC6A19. Nat Genet 36 : 1003-7. PMID : 15286788
- Murray MF, Nghiem M, Srinivasan A. HIV infection decreases intracellular nicotinamide adenine dinucleotide [NAD]. Biochem Biophys Res Commun 1995 ; 212 : 126-31. PMID : 7611995

85

妊娠時に経験した食欲や味覚変化の再燃

鑑別診断
・悪性腫瘍

解説
妊娠時に経験した食欲や味覚変化が再燃したら悪性腫瘍の可能性がある。

1,237人の食欲低下で入院になった患者(850人は悪性腫瘍の治療で入院,他は腫瘍には無関連)のうち妊娠時の食欲や味覚の変化が再燃した24例の女性(37〜73歳,平均51歳)の22例で悪性腫瘍がみつかった。9例には診断の1か月〜10年前(平均3.5年)から症状があった。

● 研究における悪性腫瘍の内訳
・子宮頸癌:7例
・乳癌:5例
・卵巣腫瘍:4例
・子宮内膜癌,外陰部癌,膀胱癌,気管支癌,子宮肉腫,星細胞腫が1例ずつ

 クリニカルパール

● 味覚変化は悪性腫瘍の初発症状のことがある,ということは古くから伝えられている

● 文献
・Brewin TB. Can a tumour cause the same appetite perversion or taste change as a pregnancy? Lancet 1980 ; 2 : 907-8.　PMID : 6107556

86

食物アレルギーの集団発生

鑑別診断
・ヒスタミン中毒

解説
食物アレルギー様症状やアナフィラキシー様症状の集団発生をみたときはヒスタミン中毒を考える。

　ヒスタミン中毒は万国共通の疾患ともいわれており，魚を食べる習慣がある日本でも何例か集団ヒスタミン中毒の報告はみられる。

　ヒスタミン中毒は4℃以上で保存された細菌によりヒスチジンかヒスタミンに変換された魚を摂取することにより発症する。特にサバ，マグロ，カツオで多いが，サケ，マス，イワシ，ニシン，カンパチなどさまざまな魚で報告があり，チーズ摂取後発症の報告もある。

　ヒスタミンは凍結，冷蔵，調理で分解されない。変色やにおいの変化の報告もあるが，汚染された魚は一見しただけではわからないため，食べる前に気づくのは困難である。アウトブレイクは汚染された魚を摂取した50〜100％で発症する。

　ヒスタミン中毒の臨床症状は摂取1時間以内に下記症状が発症することが特徴的である。
・顔や首の皮膚の紅潮と不快感
・顔面と上半身の皮疹/蕁麻疹様発疹
・口周囲の灼熱感，かゆみ，浮腫
・腹部けいれん，嘔気，嘔吐，下痢
・頭痛，めまい
・頻脈，動悸

・胸部不快感と息切れ

　頻度が高い症状は皮疹，下痢，頭痛である。治療は抗ヒスタミン薬の投与である。中等症以上であれば非経口での投与が推奨され，基本的に投与30分以内で改善する。初期治療はH₁受容体拮抗薬でもH₂受容体拮抗薬でもよいが，H₂受容体拮抗薬はH₁受容体拮抗薬で治療失敗した患者でも効くことがある。ヒスタミン中毒の治療にステロイドやアドレナリンは一般的には使用しない。

　まれに喉頭浮腫，低血圧，気管支れん縮などアナフィラキシーに似た症状を起こすことがある。そのときはアナフィラキシーに準じた治療を行う。ほかに喘息，心疾患，肺疾患，高齢者やヒスタミン代謝を阻害するイソニアジド(INH)やモノアミンオキシダーゼ(monoamine oxidase：MAO)阻害薬を飲んでいる患者は重度になる可能性がある。

　H₁かH₂で治療し症状が消失した患者は帰宅可能である。明確なエビデンスはないが，帰宅時には消化器からの吸収による再発予防に経口抗ヒスタミン薬を1～2日分処方するのがよい。重症(気道浮腫，呼吸困難，気管支れん縮，低血圧)の患者は数時間の経過観察ないし症状消失までの入院がよい。

　確定診断には魚の検体を手に入れ凍結し，ヒスタミン濃度を測定する必要があるため，保健所に迅速に連絡するのが望ましい。

　ヒスタミン中毒はよくある疾患だが頻回に見逃されていると指摘されている。

　ヒスタミン中毒の鑑別として重要な食物アレルギーは臨床症状のみの鑑別では判別は難しい。魚アレルギーの既往，周囲に同症状の有無，血中の特異的免疫グロブリン(immunoglobulin：Ig)Eなどが鑑別に有用とされる。黄色ブドウ球菌による食中毒は食事摂取後すぐに発症し，嘔吐を来す。しかし皮疹を伴うことはあまりない。ほかの海産物中毒(フカヒレ，シガテラ，貝など)は潜伏期が長く，麻痺や皮疹を伴わない下痢など臨床症状が一部異なるため鑑別可能である。

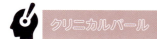

- アナフィラキシーを思わせる症状で受診し，診断されずとも抗ヒスタミン薬で「一緒に」治療されることも多い。この場合，診断は公衆衛生学的見地から重要である

● 文献

- Marcus EN. Scombroid (histamine) poisoning. UpToDate. 閲覧日：2017/11/12
- Taylor SL, Stratton JE, Nordlee JA. Histamine poisoning (scombroid fish poisoning) : an allergy-like intoxication. J Toxicol Clin Toxicol 1989；27：225-40．PMID：2689658
- Stratta P, Badino G. Scombroid poisoning. CMAJ 2012；184：674．PMID：22231690
- Attaran RR, Probst F. Histamine fish poisoning : a common but frequently misdiagnosed condition. Emerg Med J 2002；19：474-5．PMID：12205017

Part 4　その他

87

風呂に入ると頭痛

鑑別診断
- 入浴関連頭痛
- 可逆性脳血管攣縮症候群（RCVS）

解説
入浴関連頭痛は Negoro らによって 2000 年に報告されたまれな疾患で，構造的な異常のない数週間持続する良性の雷鳴頭痛である。

　病態生理は不明だが，頭皮の温度感受性受容体の過剰の刺激が頭痛を引き起こすと考えられている。おそらく，この疾患の認識の広がりにより近年報告は増加しているが，まれな疾患であり，正確な有病率は不明である。90％がアジア（そのうちの半分が台湾）からの報告なので，日本でも症例は多く存在すると考えられる。筆者自身にも覚えがあるが，思い返せば……という症例の経験がある方もいらっしゃるのではないか。

　若年から高齢までさまざまな年齢での報告はあるが，発症年齢の平均は 49.3 歳，男性での発症はまれで全体の 5％未満とされる。基本的に中年女性に発症する疾患と考えて差し支えない。閉経期の発症が多いという報告もある。基本的に発症は雷鳴頭痛様突然発症であり，両側性で重度，性状は爆発様ないし拍動性のことが多い。頭痛の持続時間は 5 分〜 4 日間，平均は 60 〜 180 分程度で，関連する症状には嘔気，嘔吐，羞明，光過敏，音恐怖症などがある。自律神経症状の併発はない。片頭痛が 28％，緊張型が 12％，寒冷誘発頭痛が 4％で一次性頭痛もちであるとの有病率の報告があった。家族歴の報告はなかった。なお，頻度は入浴関連頭痛の 1/20 程度とまれながら，冷水による頭痛誘発の報

告もある。

　基本的に神経診察，頭部画像検査では異常がない。しかし，入浴関連で頭痛を発症した症例の34.7％で可逆性脳血管攣縮症候群(reversible cerebral vasoconstriction syndrome：RCVS)による血管攣縮が認められる。RCVSは発症日に磁気共鳴血管撮影法(magnetic resonance angiography：MRA)を撮像しても2割ほど陰性のことがあるため，疑った場合は3〜5日後のフォローアップの脳血管画像撮像が推奨される。

　予防で一番重要なのはトリガーの温浴を避けることである。治療として，薬剤ではカルシウム拮抗薬のnimodipineが84％で有効とされている(ただし日本では使用できない)。ほかにトピラマート，バルプロ酸，プロプラノロール，バレニクリンなど片頭痛治療薬による治療の報告もある(逆に，バレニクリンによる入浴関連頭痛の報告もある)。

表　入浴関連頭痛の診断基準の提案

A. B〜Dを満たす頭痛を2回以上
B. 熱い湯
C. 下記の両方を満たす
　　1. 温浴中に頭痛が発生する
　　2. 温浴を避けると頭痛が発生しなかった
D. 下記の4つの特徴のうち2つ以上
　　1. 両側性
　　2. 中等度〜重度の痛み
　　3. 性状は爆発様か拍動性
　　4. 持続は60〜180分
E. 他の国際頭痛分類では説明できない

(Silva-Néto RP. A review of 50 cases of bath-related headache：clinical features and possible diagnostic criteria. Arq Neuropsiquiatr 2018；76：346-51. PMID：29898082 のTable 4より)

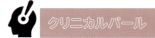
クリニカルパール

- 中年女性の入浴後の雷鳴頭痛をみたら，入浴関連頭痛と RCVS を想起する

● 文献

- Negoro K, Morimatsu M, Ikuta N, et al. Benign hot bath-related headache. Headache 2000 ; 40 : 173-5.　PMID：10759919
- Wang SJ, Fuh JL, Wu ZA, et al. Bath-related thunderclap headache : a study of 21 consecutive patients. Cephalalgia 2008 ; 28 : 524-30.　PMID：18318749
- Silva-Néto RP. A review of 50 cases of bath-related headache : clinical features and possible diagnostic criteria. Arq Neuropsiquiatr 2018 ; 76 : 346-51. PMID：29898082
- Ducros A, Boukobza M, Porcher R, et al. The clinical and radiological spectrum of reversible cerebral vasoconstriction syndrome. A prospective series of 67 patients. Brain 2007 ; 130 : 3091-101.　PMID：18025032
- Camara Filho JW, Medeiros FL, Sougey EB. Bath-related headache : a Brazilian case report. Arq Neuropsiquiatr 2012 ; 70 : 383-4.　PMID：22618793

88

入浴後の瘙痒感（aquagenic pruritus ＝水原性瘙痒症）

主な鑑別診断
・真性多血症（PV）

● その他の鑑別診断
・骨髄異形成症候群
・本態性血小板血症（essential thrombocytosis：ET）
・急性リンパ性白血病（acute lymphocytic leukemia：ALL）
・T細胞リンパ腫
・好酸球増加症
・C型肝炎ウイルス（hepatitis C virus：HCV）感染症
・クロミプラミン，ブプロピオン，クロロキン
・テストステロンによる多血症
・子宮頸癌の転移
・ヘモクロマトーシス
・乳糖不耐症
・urticaria factitia
・若年性黄色肉芽腫
・精神症状

解説

水原性瘙痒症（aquagenic pruritus）は温水への曝露後に皮膚所見の変化がなく瘙痒症状が出る変わった症状である。古典的には真性多血症（polycythemia vera：PV）に関連しており，多くの患者は温かいシャワーや風呂の後の症状をまず報告する。強い症状のため入浴に耐えられない者もいる。

　PVは骨髄異形成症候群，ALL，ETなどの骨髄疾患での報告も認められる。肥満細胞からのヒスタミン，線維素溶解因子，プロスタグランジン，インターロイキン（interleukin：IL）1などが役割を果たしているといわれているが，その機序は正確にはわかっていない。

水原性瘙痒症は PV の診断に先行して発症することがあるため，定期的な血算のフォローが必要となる。

- ●真性多血症における水原性瘙痒症(Am J Hematol 2013；88：665-9)
- ・PV の主訴にもなり，14.6％の患者では耐えがたいものだった
- ・症状はかゆみ(71.8％)，刺されるような感じ(30.6％)，くすぐったい(20.9％)，燃えるような感覚(17.9％)である
- ・ほぼ半分が冷水よりも温水のほうが症状が強く，38％がどちらも変わらないと答えた
- ・78％が水との接触から 10 分以内に発症した
- ・最も症状が出やすいのは胸部，背部，腕の内側，大腿前面である
- ・水原性瘙痒感は平均して PV の診断 3 年前に発症した

クリニカルパール

- ●温熱蕁麻疹と誤認されるケースの一部に本症が隠れている

● 文献
- ・Heitkemper T, Hofmann T, Phan NQ, et al. Aquagenic pruritus：associated diseases and clinical pruritus characteristics. J Dtsch Dermatol Ges 2010；8：797-804. PMID：20546386
- ・Sekar CS, Srinivas CR, Jacob S. Aquagenic pruritus：beneath water "lies". Indian J Dermatol 2011；56：446-7. PMID：21965864
- ・Mendlowicz MV, Lima JL, Fontenelle LF. Aquagenic pruritus induced by clomipramine. Gen Hosp Psychiatry 2013；35：577.e3-4. PMID：23477795
- ・Liu M, Shinkai K. Reversible aquagenic pruritus associated with testosterone-induced erythrocytosis. J Am Acad Dermatol 2014；70：e139-40. PMID：24831338
- ・Siegel FP, Tauscher J, Petrides PE. Aquagenic pruritus in polycythemia vera：characteristics and influence on quality of life in 441 patients. Am J Hematol 2013；88：665-9. PMID：23657863

89

風呂に入ると体調が悪くなる（Uhthoff 現象）

主な鑑別診断
・多発性硬化症（MS）
・視神経脊髄炎（NMO）

● Uhthoff 現象を起こす報告のある他の鑑別疾患
・浸透圧性脱髄症候群
・サルコイドーシス
・圧迫性視神経炎
・眼窩偽腫瘍
・Leber 遺伝性視神経症
・クロラムフェニコールによる中毒性視神経症
・片頭痛
・頸動脈閉塞

解説

Uhthoff 現象は Uhthoff によって 1890 年に発見された多発性硬化症（multiple sclerosis：MS）患者でみられる体温上昇時の症状や症候の増悪である。MS 患者の 60〜80％に認められ，身体および認知能力を低下させ，日常生活，リハビリテーション，機能的活動を妨げる可能性がある。1983 年まで MS の診断に，41〜43℃の湯に 10〜15 分入浴する"hot bath test"が用いられていた。また，Uhthoff 現象は MS 発症の 1〜6 年前に先行することもある。Uhthoff 現象というと，多発性硬化症のイメージだが，Uhthoff 現象だけでなく，Lhermitte 徴候，発作性のかゆみ，ベルト状の感覚などの症状を含め，MS よりも視神経脊髄

炎(neuromyelitis optica：NMO)のほうにみられるという報告もある。

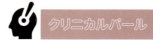

- 入浴で気分が悪くなった搬送患者で，煙突がある不完全燃焼防止装置なしのガス式の風呂かどうかの病歴は CO 中毒を疑ううえで重要である

● 文献

- Papandony M, Wesselingh R, Stark R. Uhthoff phenomenon in osmotic demyelination syndrome. Intern Med J 2014；44：1144-5. PMID：25367730
- Haupert CL, Newman NJ. Prolonged Uhthoff phenomenon in sarcoidosis. Am J Ophthalmol 1997；124：564-6. PMID：9323955
- Lepore FE. Uhthoff's symptom in disorders of the anterior visual pathways. Neurology 1994；44：1036-8. PMID：8208395
- Newman NJ. Leber's hereditary optic neuropathy. New genetic considerations. Arch Neurol 1993；50：540-8. PMID：8489411
- Godel V, Nemet P, Lazar M. Chloramphenicol optic neuropathy. Arch Ophthalmol 1980；98：1417-21. PMID：7417077
- mes RK, Hoyt WF. Exercise-induced transient visual events in young healthy adults. J Clin Neuro-Ophthalmol 1989；9：178-80. PMID：2529277
- Fisher CM. Cerebral ischemia--less familiar types. Clin Neurosurg 1971；18：267-336. PMID：9015644
- Opara JA, Brola W, Wylegala AA, et al. Uhthoff's phenomenon 125 years later-what do we know today? J Med Life 2016；9：101-05. PMID：27974923
- Fromont A, Bénatru I, Gignoux L, et al.［Long-lasting and isolated Uhthoff's phenomenon after effort preceding multiple sclerosis］. Rev Neurol(Paris) 2010；166：61-5. PMID：19473682
- Muto M, Mori M, Sato Y, et al. Current symptomatology in multiple sclerosis and neuromyelitis optica. Eur J Neurol 2015；22：299-304. PMID：25264295

多発性硬化症の奇妙な症状

Pulfrich 現象
患者の前を直線で動く物体がラインではなく楕円軌道を走行するように見える錯覚。視神経炎や多発性硬化症，その他に白内障，角膜混濁，瞳孔不同，中心性漿液性脈絡網膜症，網膜剝離術後などでもみられる。

useless hand of Oppenheim
位置覚の障害に加えて，振動覚，2点識別，立体覚の障害により手がうまく使えない。物を手から滑らせ，服のボタンをつけられない，ポケットの中のものが区別できないなどの症状が出現する。
　多発性硬化症での発生率はまれで頸髄病変との関連が示唆されている。

Lhermitte sign（60 ページ参照）

● 文献
・Mojon DS, Rösler KM, Oetliker H. A bedside test to determine motion stereopsis using the Pulfrich phenomenon. Ophthalmology 1998 ; 105 : 1337-44.　PMID：9663243
・Rae-Grant AD. Unusual symptoms and syndromes in multiple sclerosis. Continuum(Minneap Minn) 2013 ; 19(4 Multiple Sclerosis) : 992-1006. PMID：23917097

90

空港近くの発熱

鑑別診断
- 一般的な不明熱
- 渡航感染症（インフルエンザ，デング熱，腸チフス・パラチフス，チクングニア，*Legionella*・*Rickettsia* 感染症，アメーバ赤痢，ウイルス性肝炎，住血吸虫症，結核）

解説
マラリア流行地域への渡航歴がないにもかかわらず，マラリアに感染することがある。いわゆる "airport malaria（空港マラリア）" と呼ばれるものである。1969～99年の間に，ヨーロッパを中心に計89人の空港マラリア症例が報告されている。空港居住地域に住む，あるいは空港で勤務する，などという特異度の高い曝露歴の病歴ゆえ，空港マラリアはまれな疾患であるが，熱帯熱マラリアなどに罹り不明熱としてそのまま対処がとられないと致命的なリスクもあり，注意すべきである。もし患者が原因不明の熱で受診した場合，どのような情報を聞き出すべきだろうか。国際空港が近くにある病院やクリニックに勤務する医師であれば，この疾患の存在を念頭におき，職業について，居住についての質問を患者にすること，適宜閾値を下げて血液のスメアをみるという習慣が患者を助けるかもしれない。もちろん，マラリアと思い，実はそのほかの感染症だった，ということもあり，それぞれの感染症が呈するより特異度の高い症状や所見をていねいに観察することが必要であり，また渡航歴があってもなくても，渡航または空港，という情報にアンカリングされず公平な目で発熱を評価する姿勢も重要である。

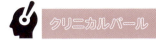

クリニカルパール

- 空港の近くに住む者，働いている者の不明熱はマラリアを疑え

● 文献

- CDCのホームページ Malaria Transmission in the United States（https://www.cdc.gov/malaria/about/us_transmission.html）．閲覧日：2017/11/07
- 厚生労働省検疫所FORTHのホームページ（http://www.forth.go.jp/index.html）．閲覧日：2017/11/07
- Isaäcson M. Airport malaria : a review. Bull World Health Organ 1989 ; 67 : 737-43. PMID：2699278
- Thang HD, Elsas RM, Veenstra J. Airport malaria: report of a case and a brief review of the literature. Neth J Med 2002 ; 60 : 441-3. PMID：12685493
- Van den Ende J, Lynen L, Elsen P, et al. A cluster of airport malaria in Belgium in 1995. Acta Clin Belg 1998 ; 53 : 259-63. PMID：9795446
- Majori G, Gradoni L, Gianzi FP, et al. Two imported malaria cases from Switzerland. Tropl Med Parasitol 1990 ; 41 : 439-40. PMID：2075391
- Rodger AJ, Cooke GS, Ord R, et al. Cluster of falciparum malaria cases in UK airport. Emerg Infect Dis 2008 ; 14 : 1284-6. PMID：18680657

91

一過性に体温が下がる

鑑別診断
- Shapiro 症候群
- 多発性硬化症
- 辺縁系脳炎
- 頭部外傷後

解説
一過性に体温が 35℃未満になる状態を繰り返す現象は，Shapiro 症候群の表現型として有名であるが，多発性硬化症や辺縁系脳炎でも認められる。

　反復性の一過性体温低下は Shapiro 症候群として最初に発表されている。Shapiro 症候群は体温低下とともに多量の発汗があり，画像で脳梁欠損を認めるものを指す。また，Shapiro 症候群の症状に加えて頭痛，嘔吐，腹痛を起こすものの，脳梁欠損を認めない症候群も複数例報告されている。その他，Ma-2(anti-Human IgM)抗体，抗 NMDA(N-methyl-D-aspartic acid：N-メチル-D-アスパラギン酸)受容体抗体，VGKC(voltage-gated potassium channel：電位依存性カリウムチャネル)抗体がそれぞれ陽性である辺縁系脳炎や，多発性硬化症に長期間罹患している患者に低体温が認められた報告も複数ある。一過性低体温の詳しい機序は不明であるが，視床下部に関連する神経内分泌機能の障害が関連することが示唆されている。極度の低体温になることで多臓器の機能障害を起こした報告も認められるため，原疾患の治療に加えて低体温に対する治療が必要になる場合もあると考えられる。確立された治療はないものの，クロニジンやクロミプラミンによる治療によって低体温発生を

防ぐことができたとの報告はある。また，低体温が生じた際には外部からの復温も有効である。

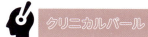 クリニカルパール

- 脳梁欠損の多くは遺伝的要素があるが，外因性で有名なものはアルコールである

● 文献

- Tambasco N, Belcastro V, Prontera P, et al. Shapiro's syndrome : Defining the clinical spectrum of the spontaneous paroxysmal hypothermia syndrome. Eur J Paediatr Neurol 2014 ; 18 : 453-7.　PMID : 24594427
- Porta-Etessam J, Cuadrado ML, Rodríguez-Gómez O, et al. Hypothermia during migraine attacks. Cephalalgia 2010 ; 30 : 1406-7.　PMID : 20959436
- Linker RA, Mohr A, Cepek L, et al. Core hypothermia in multiple sclerosis : case report with magnetic resonance imaging localization of a thalamic lesion. Mult Scler 2006 ; 12 : 112-5.　PMID : 16459729
- Jacob S, Irani SR, Rajabally YA, et al. Hypothermia in VGKC antibody-associated limbic encephalitis. J Neurol Neurosurg Psychiatry 2008 ; 79 : 202-4. PMID : 18202210
- Hemelsoet DM, De Bleecker JL. Post-traumatic spontaneous recurrent hypothermia : a variant of Shapiro's syndrome. Eur J Neurol 2007 ; 14 : 224-7. PMID : 17250734
- Moulignier A, Guiard-Schmid JB, Gbadoe AH, et al. HIV-1-related spontaneous episodic hypothermia. Neurology 2003 ; 61 : 418-9.　PMID : 12913216
- Lau YC, Hinkley LB, Bukshpun P, et al. Autism traits in individuals with agenesis of the corpus callosum. J Autism Dev Disord. 2013 ; 43 : 1106-18. PMID : 23054201
- Siffredi V, Anderson V, Leventer RJ, et al. Neuropsychological profile of agenesis of the corpus callosum : a systematic review. Dev Neuropsychol. 2013 ; 38 : 36-57.　PMID : 23311314

92

溶接工場でのインフルエンザ様症状

鑑別診断
・金属ヒューム熱

解説

溶接工場や造船場など金属ヒュームの曝露のリスクがある場所での急なインフルエンザ様症状は金属ヒューム熱を考える。

金属ヒューム熱で多いのは酸化亜鉛の吸入で，他に鉄鋼，鉄，アルミニウム，カドミウムなどがある。そのほか，アンチモン(Sb)，ベリリウム(Be)，ホウ素(B)，クロム(Cr)，コバルト(Co)，銅(Cu)，鉄(Fe)，鉛(Pb)，マンガン(Mn)，マグネシウム(Mg)，ニッケル(Ni)，銀(Ag)，セレン(Se)，スズ(Sn)，バナジウム(V)，二酸化チタン(TiO_2)など，さまざまなもので報告がある。

金属ヒューム熱は典型的には曝露後4～10時間，95％は24時間以内に症状が発症し，12～48時間で改善する。職場の曝露以外にも家庭での溶接による曝露でも発症しうる。典型的には，発熱(60％)，悪寒(29％)，関節痛，筋肉痛(22％)，頭痛(27％)，倦怠感(16％)，咳嗽(13％)，嘔気(13％)などのインフルエンザ様症状を来し，その他に筋けいれん，咽頭瘙痒感，胸膜痛，呼吸困難(9％)，腹痛(9％)，嘔気，嘔吐，不快感，舌感覚異常(1％)なども報告がある。診察上は発熱と頻脈，またSpO_2(経皮的動脈血酸素飽和度)や呼吸数(RR)は正常で呼吸音も正常でcrackleやrhonchiを聴取することがある。

92％が軽症，6％が中等症，2％が重症と軽症が多く，半数以上は受診の必要がないほど軽症という報告がある。

金属ヒューム熱の患者ではよくタキフィラキシーが起こる。そのため

週末に症状が改善し,週明けの曝露後に最大の症状が起こる。報告でも月曜日(24％)と火曜日(21％)が多く,日曜日が少ない(4％)。金属ヒューム熱は曝露歴と臨床症状で診断する。金属ヒューム熱は頻度がまれなうえにウイルス性上気道症状はかなり似ているので鑑別に想起できないと診断できない。胸部X線写真は通常,正常で軽度の血管うっ血が示されることもある。胸部CTは正常なこともあるが重症例はびまん性のスリガラス様陰影(ground-glass opacity：GGO)を示しうる。採血は診断には役に立たない。白血球は正常ないし左方シフトを伴って上昇,CRP(C-reactive protein：C反応性蛋白)や赤沈などの炎症マーカーが上昇することがある。血性や尿中のZnの測定は金属ヒューム熱の鑑別には役に立たない。

　金属ヒューム熱の診断は臨床診断になるため病歴が最も重要である。ちなみに,筆者の経験では,自宅で急に加熱したフライパンを水道水で冷やした蒸気でヒューム熱を起こした患者を診察したことがある(76ページの「フライパン加熱後の呼吸困難」参照)。

　酸化カドミウムの吸入はカドミウム肺炎を引き起こす可能性がある。カドミウム肺炎は初期症状は金属ヒューム熱と同様だが,臨床経過は異なり,低酸素,呼吸不全,死亡をもたらしうる。他にカドミウムによる金属ヒューム熱を繰り返した結果,骨粗鬆症になった症例報告もある。

 クリニカルパール

- 溶接工場や金属曝露のある者での気道症状は曝露歴が重要

● 文献
- Malaguarnera M, Drago F, Malaguarnera G, et al. Metal fume fever. Lancet 2013；381：2298.　PMID：23809563
- Otani N, Ishimatsu S, Mochizuki T. Acute group poisoning by titanium dioxide: inhalation exposure may cause metal fume fever. Am J Emerg Med

2008 ; 26 : 608-11. PMID : 18534293
・Greenbrg MI, Vearrier D. Metal fume fever and polymer fume fever. Clin Toxicol(Phila) 2015 ; 53 : 195-203. PMID : 25706449
・Shimizu T, Hamada O, Sasaki A, et al. Polymer fume fever. BMJ Case Rep 2012 ; 2012. pii: bcr2012007790. PMID : 23230259

93

同一環境でのインフルエンザ様症状の同時発生

鑑別診断
・CO 中毒

解説

インフルエンザには流行時期がある，流行期のインフルエンザ様症状の者はインフルエンザの可能性が高い，流行期は救急外来が混雑する，などの要素がある．そのため，流行時期にインフルエンザ様症状で来院した患者は利用可能性バイアスのため，インフルエンザとされて別疾患(肺炎，腎盂腎炎，マラリア，デング熱，急性肝炎ウイルス，川崎病など)が見落とされる可能性がある．

CO 中毒はインフルエンザ様症状で受診し誤診されることがある疾患の１つである．米国の研究だが，２月に救急外来にきたインフルエンザ様症状の患者で一酸化炭素ヘモグロビン(carbon monoxide-hemoglobin：CO-Hb)を測定したところ，CO-Hb 23.6％の者が10％以上だったという報告もある．

インフルエンザの潜伏期は１～４日(平均２日)，施設内感染の報告では 3.4 ± 1.2 日あった．そのため，同じ環境におけるインフルエンザ様症状の同時発生はインフルエンザではなく CO 中毒を考慮する．

クリニカルパール

- **CO 中毒はインフルエンザウイルス感染症のクラスターである**

● 文献
- Dolan MC, Haltom TL, Barrows GH, et al. Carboxyhemoglobin levels in patients with flu-like symptoms. Ann Emerg Med 1987 ; 16 : 782-6. PMID : 3592333
- Cox NJ, Subbarao K. Influenza. Lancet 1999 ; 354 : 1277-82. PMID : 10520648
- Cowling BJ, Chan KH, Fang VJ, et al. Comparative epidemiology of pandemic and seasonal influenza A in households. N Engl J Med 2010 ; 362 : 2175-84. PMID : 20558368

94

便臭のするげっぷ（曖気）を伴う慢性下痢

鑑別診断
- 消化性潰瘍
- 胃癌
- 大腸癌
- Crohn 病
- 消化管手術後
- 悪性リンパ腫

解説
腸の閉塞を示唆する所見のない患者における便臭のするげっぷ〔曖気 (feculent eructation)〕では，胃結腸瘻孔の存在を疑う．便臭のする曖気は胃と結腸にシャントが生じた際に起こるとされる．便臭のする曖気と嘔吐，下痢，栄養障害は胃結腸瘻の古典的徴候であり，消化管造影や内視鏡的検索が必要となる．Crohn 病に伴う瘻孔についての症例報告のまとめによると，胃結腸瘻のある患者の 44％ に便臭のある曖気が認められた一方で，十二指腸結腸瘻のある患者では 1 例も報告がなかったとのことだった．便臭のある曖気は瘻孔の部位を特定するうえで有用な症候といえるかもしれない．

クリニカルパール
- においは幽門を越えない

● 文献
・Spirt M, Sachar DB, Greenstein AJ. Symptomatic differentiation of duodenal

from gastric fistulas in Crohn's disease. Am J Gastroenterol 1990 ; 85 : 455-8. PMID : 2327389
・Schulman AR, Tavakkoli A, Thompson CC, et al. Making the Connection. N Engl J Med 2017 ; 376 : 476-82.　PMID : 28146669
・Gastrocolic fistula secondary to gastric diffuse large B-cell lymphoma in a patient with pulmonary tuberculosis. J Natl Med Assoc 2009 ; 101 : 81-3. PMID : 19245077

95

魚のにおい

鑑別診断
- 歯肉炎，細菌性腟炎，尿路感染症
- 腎不全，肝不全
- トリメチルアミン尿症
- カルニチン過剰摂取

解説

魚臭の鑑別診断には上記などが挙げられている。多いのは感染症(主に細菌性腟炎)や代謝性疾患だが，まれな鑑別でトリメチルアミン尿症がある。トリメチルアミン尿症では，通常は小児期から症状があり，思春期に悪化する。女性では経口避妊薬服用や月経前・月経中に増悪することがある。

　トリメチルアミン尿症の患者は身体的異常がなく，症状はにおいのみである。社会的な問題や抑うつ傾向などを引き起こす可能性があるため，診断および増悪因子(食事や薬剤など)の回避や治療は重要である。

　トリメチルアミン尿は以前はまれであると考えられていたが，白人のイギリス人集団におけるヘテロ接合キャリアの発生率は1%，エクアドルで3%，ニューギニアで11%という報告もある。ロスバスタチンなどの薬剤により症状が顕在化した症例もあり，まれな疾患ではあるが特異的な症状ではあるので，鑑別の片隅においておくとよい。筆者もこの症状の患者の診察経験があり，実際の訴えも「魚の強いにおいがするんですが，何なんでしょう」であった。その患者は細菌性腟炎の治療とともに症状が軽快した。

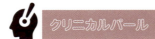

- 女性の魚臭の訴えの原因検索は時にデリケートである。口臭でないなら，多くはデリケートな場所の感染または遺伝性疾患の可能性もあるからである

● 文献
- Li M, Al-Sarraf A, Sinclair G, et al. Fish odour syndrome. CMAJ 2011 ; 183 : 929-31. PMID：21422137
- Hernandez D, Addou S, Lee D, et al. Trimethylaminuria and a human FMO3 mutation database. Hum Mutat 2003 ; 22 : 20913. PMID：12938085
- Zhang AQ, Mitchell SC, Smith RL. Exacerbation of symptoms of fish-odour syndrome during menstruation. Lancet 1996 ; 348 : 1740-1. PMID：8973460
- Sutton VE. Inborn errors of metabolism : Epidemiology, pathogenesis, and clinical features. UpToDate. 閲覧日：2018/05/21

96

検診でコレステロールが低いといわれた

鑑別診断
- 甲状腺機能低下症
- 腸疾患・吸収障害
- 家族性低βリポ蛋白血症

解説
検診では，コレステロール値が高いことを指摘され，医療機関受診を勧められることは多いが，低値でも紹介されることがある。甲状腺機能低下症でも低密度リポ蛋白質コレステロール(low density lipoprotein：LDL)血症を来すことがあり，他にも疑わしい症状があれば，甲状腺ホルモンを確認する。下痢などの消化器症状を認める際は，腸疾患や吸収障害を疑う。まれではあるが，家族性低βリポ蛋白血症も鑑別には挙がる。検診で指摘される低コレステロール血症も程度によっては精査が必要(LDL-C ＜ 40 mg/dL)となる。他の脂溶性ビタミン欠乏症の評価を行う。特に，複数のビタミン欠乏をみたら，腸疾患もしくは吸収の障害を疑う。

　家族性低βリポ蛋白血症はまれな疾患ではある。無βリポ蛋白血症と低βリポ蛋白血症に分かれる。前者は常染色体劣性遺伝であり，頻度は100,000人に1人以下とまれである。脂肪を肝臓や腸の細胞内に取り込む作用をもつミクロゾームトランスファー蛋白の遺伝子異常が原因となる。apoB(アポリポ蛋白質B)を含む脂質がないため，脂溶性ビタミンの運搬もできず，小児期より精神発達遅滞，成長障害，時に末梢神経障害や有棘赤血球を認める。後者は，apoB関連の多遺伝子障害が原因となる。apoBとLDLコレステロールが低値となり，必要なら脂

溶性ビタミンのモニターと補充が必要となる．遺伝性疾患のため，家族の精査も考慮する．治療は，下痢改善のために低脂肪食，ビタミンA，ビタミンD，ビタミンE，ビタミンKの脂溶性ビタミンの補充，他に鉄剤や葉酸の補充も考慮する．

 クリニカルパール

- 吸収不良では種々のビタミン不足が起こり，その症状は不足する各栄養素の症状がいわば影絵のように合わさってみえる

● 文献
・Welty FK. Hypobetalipoproteinemia and abetalipoproteinemia. Curr Opin Lipidol 2014；25：161-8．PMID：24751931　※フォローアップの概要や頻度の記載もある．
・Duntas LH. Thyroid disease and lipids. Thyroid 2002；12：287-93．PMID：12034052
・Zamel R, Khan R, Pollex RL, et al. Abetalipoproteinemia：two case reports and literature review. Orphanet J Rare Dis 2008；3：19．PMID：18611256

97

繰り返す発熱または皮膚炎があり，多関節炎，sicca様症状，腹痛または下痢などを伴う

鑑別診断
- Yao症候群
- Crohn病
- Blau症候群
- Sjögren症候群
- 家族性地中海熱(FMF)
- 腫瘍壊死因子受容体関連周期性症候群(tumor necrotizing factor receptor-associated periodic syndrome：TRAPS)
- クリオピリン関連周期性症候群(cryopyrin-associated periodic syndrome：CAPS)
- 高IgD症候群

解説
NOD2(nucleotide-binding oligomerization domain containing 2)遺伝子変異を有し，繰り返す発熱または皮膚炎があり，多関節炎，sicca様症状，腹痛または下痢などを引き起こす疾患を，Yao症候群またはNOD2関連自己炎症疾患と呼ぶ。Yao症候群またはNOD2関連自己炎症疾患は，2011年にQingping Yaoらが提唱した，NOD2変異(特にIVS8^{+158}またはR702W変異)が関連した自己炎症疾患であり，有病率は10万人に1〜10人と推定されている。現時点で報告されているのは白人例のみであり，診断時の平均年齢は40歳前後，男女比は3：7と女性が多い。高頻度に認められる症状は繰り返す皮疹(約90％)と関節炎(約80％)であるが，繰り返す発熱(発熱期間は数日)，消化器症状(腹痛または下痢)，sicca様症状も半数以上に認められる。皮疹は瘙痒

を伴うものも伴わないものもあり，浮腫状紅斑，斑点，環状斑，丘疹，線状皮疹が顔，胸腹部，四肢に出現する．関節炎は非びらん性で股関節，足関節，肩関節，手関節に特に多い．発熱または皮疹を2回以上発作性に繰り返すこと，多関節炎または多関節痛/四肢遠位腫脹，腹痛または下痢，sicca様症状，心膜炎または胸膜炎のいずれかを合併すること，NOD2遺伝子変異を有することを満たし，除外基準（自己抗体を有する，Blau症候群などを除外できない）を満たさなければYao症候群と診断される．同じくNOD2遺伝子変異と関連があるとされるBlau症候群やCrohn病との鑑別の際は，Yao症候群では関節変形をきたさないことやぶどう膜炎がないことが有用である．治療には副腎皮質ステロイドやスルファサラジンが用いられる．

 クリニカルパール

- 頻度の高い関節症状は腱鞘炎と考えられる伸側の無痛性，嚢腫状の腫脹であり，他のクラスター疾患の鑑別に役立つだろう

● 文献
- Yao Q, Zhou L, Cusumano P, et al. A new category of autoinflammatory disease associated with NOD2 gene mutations. Arthritis Res Ther 2011 ; 13 : R148.　PMID：21914217
- Yao Q, Su LC, Tomecki KJ, et al. Dermatitis as a characteristic phenotype of a new autoinflammatory disease associated with NOD2 mutations. J Am Acad Dermatol 2013 ; 68 : 624-31.　PMID：23102769
- Yao Q, Shen M, McDonald C, et al. NOD2-associated autoinflammatory disease : a large cohort study. Rheumatology 2015 ; 54 : 1904-12.　PMID：26070941
- Yao Q, Shen B. A Systematic Analysis of Treatment and Outcomes of NOD2-Associated Autoinflammatory Disease. Am J Med 2017 ; 130 : 365.e13-365.e18.　PMID：27984003

98

誘因なしの突然の大量皮下出血

鑑別診断
・後天性血友病

解説
後天性血友病の典型的なパターンは，高齢者が誘因なしの皮下出血，そのほか筋肉内出血や粘膜出血で貧血を来し受診する。採血結果では活性化部分トロンボプラスチン時間(activated partial thromboplastin time：APTT)は上限を振り切れていて，プロトロンビン時間(prothrombin time：PT)や血小板数は正常である。

疫学
年間 100 万人あたり 1 人(日本で年間 100 人)，男女差はほぼないといわれている。妊娠や自己免疫性疾患との関連を除けば，ほとんどが 50 歳以上，64〜78 歳が多く，80％以上が 65 歳以上である。85 歳以上の高齢者では年間 100 万人あたり 14.7 人という報告もあり，高齢者救急の関連でみると頻度はより高い可能性がある。

　後天性血友病の半分以上は特発性だが，関連する疾患に下記のようなものが挙げられている。

- 血液：慢性リンパ性白血病(chronic lymphocytic leukemia：CLL)，多発性骨髄腫(multiple myeloma：MM)，原発性マクログロブリン血症，非 Hodgkin リンパ腫，骨髄異形成症候群(myelodysplastic syndromes：MDS)，骨髄線維症，赤白血病
- 固形腫瘍：肺癌，前立腺癌，大腸癌，胃癌，悪性黒色腫，乳癌，腎臓癌，子宮頸癌，頭頸部癌

- 自己免疫性疾患：全身性エリテマトーデス(systemic lupus erythematosus：SLE)，関節リウマチ(rheumatoid arthritis：RA)，巨細胞性動脈炎，潰瘍性大腸炎，Sjögren症候群，Goodpasture症候群，多発性硬化症，重症筋無力症，橋本病，自己免疫性溶血性貧血
- 薬剤：βラクタム系薬，クロラムフェニコール，サルファ剤，フェニトイン，メチルドパ，インターフェロン(interferon：IFN)-α，チオキサンテン系薬，非ステロイド性抗炎症薬(nonsteroidal anti-inflammatory drug：NSAID)，フルダラビン，クロピドグレル
- 皮膚疾患：感染，天疱瘡
- 感染症：B型肝炎，C型肝炎，喘息，慢性閉塞性肺疾患(chronic obstructive pulmonary disease：COPD)，意義不明の単クローン性免疫グロブリン血症(monoclonal gammopathy of undetermined significance：MGUS)

自己免疫性疾患ではRAとSLEが多い。悪性腫瘍はさまざまな疾患で報告があるが，特定の腫瘍の関連はない。妊娠関連の場合は産後3〜150日に診断されることが多く，基本的に初回の妊娠で発症する。割合としては43.6〜51.9％が特発性，6.4〜18.4％が悪性腫瘍，9.4〜17.0％自己免疫性疾患といわれている。

臨床像

- 重篤になりうる出血症状がメイン
- 部位別では皮下出血は80％以上，筋肉内出血は40％以上，消化管出血は20％以上，泌尿生殖器，後腹膜，他の部位の出血は10％未満である。頭蓋内出血は頻度としてはまれである。また，先天性血友病と異なり関節内出血もあまりきたさない
- 外科処置後や観血的処置後の止血困難で想起される症例もあるが，8割近くは誘発なしで出血し，70％がヘモグロビン(hemoglobin：Hb) 8 g/dL以下ないし2 g/dL以上の減少を来す

- 内因系凝固因子の先天的欠乏(先天性血友病 A 含む)
- ループスアンチコアグラント(lupus anticoagulant：LA)
- ヘパリンなど抗凝固薬の混入
- von Willebrand 病

　抗リン脂質抗体症候群は APTT 延長は来すが出血症状ではなく血栓症を起こしやすい．なお，第Ⅷ因子インヒビターが陽性になるのは2パターンである．1つ目が悪性腫瘍，膠原病，高齢，出産などが原因で第Ⅷ因子に対する抗体が出現し，後天性血友病を発症するパターン．2つ目が先天性血友病がある患者に第Ⅷ因子を投与したことによってできる合併症のパターン．いずれも出血症状(＋)，APTT 延長，PT 正常，出血時間正常，第Ⅷ因子活性低下，第Ⅷ因子を投与しても無効，のパターンを示す．

診断への流れ

1. APTT のみ延長パターンの凝固障害がある(基本的に PT，血小板，出血時間は正常)
2. クロスミキシングテストを行う．APTT クロスミキシングテストで補正されない(上に凸のカーブを描く)場合，内因系凝固因子である第Ⅷ，第Ⅸ，第Ⅺ，第Ⅻ因子活性を測定する
3. 第Ⅷ因子活性の低下と第Ⅷ因子インヒビター活性の測定を行う
4. 第Ⅷ因子のみの活性低下があり第Ⅷ因子に対するインヒビターが1ベセスダ単位(Bethesda unit：BU)/mL 以上を示せば，後天性血友病 A の確定診断となる．インヒビター力価が 0.6〜1.0 BU/mL の場合は専門家へのコンサルトが望ましい．確定診断のためには，von Willebrand 因子(vWF)の低下およびループスアンチコアグラントの存在を否定する必要がある

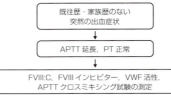

	FVIII:C	FVIII インヒビター	VWF 活性	APTT クロスミキシング試験
後天性血友病 A	低下	陽性	低下なし	即時反応：補正される，あるいは直線的 遅延反応：補正されず，混合直後よりも上に凸が増強される
先天性血友病 A	低下	陰性	低下なし	即時反応：容易に補正される 遅延反応：容易に補正される
先天性 VWD あるいは 後天性 VWS	低下	陰性	低下	
LA	正常ないし見かけ上低下*	陰性ないし偽陽性*	低下なし	即時反応：直線的，あるいは補正されない 遅延反応：即時反応と同様な結果

図　後天性血友病 A の診断手順

＊ LA では凝血学的検査の特性上，見かけ上の FVIII:C やインヒビター偽陽性がみられることがある．
PT：prothrombin time，APTT：activated partial thromboplastin time
FVIII:C：factor VIII coagulant activity，VWF：von Willebrand factor，VWD：von Willebrand disease，VWS：von Willebrand syndrome，LA：lupus anticoagulant
(後天性血友病 A 診療ガイドライン作成委員会編．後天性血友病 A 診療ガイドライン 2017 年改訂版．日本血栓止血学会，2018 の図 5 を許可を得て転載)

● APTT クロスミキシングテストでわかること(図)

1. 先天性血友病：正常血漿を少量添加すると APTT はすみやかに補正され，下に凸のパターンを示す
2. 後天性血友病：正常血漿を添加してもインヒビターによって不活性化されてしまうために，APTT は補正されにくく，上に凸のパターンを示す．ただし，即時型反応の場合ではインヒビターによる凝固因子の不活性化が不十分で上に凸のパターンを示さないことがあるため，37℃で十分に抗原抗体反応をさせた遅発型反応をみることも同時に行う
3. ループスアンチコアグラント：温度・反応時間非依存性に APTT を延長させるので，即時型・遅延型ともに上に凸のパターンを示す

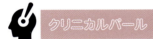

クリニカルパール

- 産後女性や高齢者における APTT の異常な単独延長では後天性血友病を疑う

● 文献
- 玉井佳子，高見秀樹．後天性血友病．日内会誌 2014；103：1622-30.
- 田中一郎，天野景裕，松下 正，ほか．後天性血友病 A 診療ガイドライン．日本血栓止血学会誌 2011；22：295-322.
- Franchini M, Mannucci PM. Acquired haemophilia A : a 2013 update. Thromb Haemost 2013；110：1114-20． PMID：24008306
- Kruse-Jarres R, Kempton CL, Baudo F, et al. Acquired hemophilia A : Updated review of evidence and treatment guidance. Am J Hematol 2017；92：695-705． PMID：28470674
- Franchini M, Vaglio S, Marano G, et al. Acquired hemophilia A : a review of recent data and new therapeutic options. Hematology 2017；22：514-20. PMID：28441921
- Collins PW, Hirsch S, Baglin TP, et al. Acquired hemophilia A in the United Kingdom : a 2-year national surveillance study by the United Kingdom Haemophilia Centre Doctors' Organisation. Blood 2007；109：1870-7． PMID：17047148
- 後天性血友病 A 診療ガイドライン作成委員会編．後天性血友病 A 診療ガイドライン 2017 年改訂版，日本血栓止血学会，2018．

99

髄液中の好酸球増加

鑑別診断
- 寄生虫感染：広東住血線虫，有棘顎口虫，アライグマ回虫，嚢虫，肺吸虫，旋毛虫，肝蛭，トキソカラ，住血吸虫
- 細菌性髄膜炎
- ウイルス性髄膜炎
- 真菌性髄膜炎〔特にコクシジオイデス(*Coccidioides*)，他にクリプトコッカス(*Cryptococcus*)，リケッチア(*Rickettsia*)髄膜炎〕
- 脳室腹腔内シャント(感染の有無にかかわらず)
- 悪性腫瘍(悪性リンパ腫，好酸球性白血病，急性リンパ性白血病，神経膠芽腫，腫瘍随伴症候群)
- 薬剤性〔イブプロフェン，シプロフロキサシン，バンコマイシン，ST合剤(スルファメトキサゾール・トリメトプリム)，ゲンタマイシンの脳室内投与〕
- 特発性好酸球増加症
- サルコイドーシス
- 脳好酸球性肉芽腫
- 脊髄腔造影

解説
好酸球性髄膜炎は好酸球が $10/mm^3$ 以上か総髄液細胞数の10％以上で定義される。好酸球性髄膜炎は世界的には広東住血線虫による髄膜炎の発症頻度が高いとされ，東南アジアや日本においても多く報告されている。ほかにアライグマ回虫や有棘顎口虫が重要な原因とされている。

しかし，寄生虫による髄膜炎以外でも，ウイルス性髄膜炎だけではなくさまざまな感染症でも好酸球は増加する。結核による好酸球増加の報告もある。

また，非感染性疾患でも髄液中の好酸球増加は来しうるため，鑑別診断は非常に多岐にわたる。脳室内シャントに関連した好酸球性髄膜炎の病因には感染症以外に異物，血液の漏出，循環障害，異物(縫合糸，チューブの素材など)へのアレルギーなどさまざまなものがあるとされる。なお，末梢の好酸球増加症を伴わない好酸球性髄膜炎の報告もある。

 クリニカルパール

- 髄液中好酸球は必ずしも high yield ではない。病歴，全身所見が鍵となる

● 文献
- Weller PF. Eosinophilic meningitis. UpToDate. 閲覧日：2018/07/26
- Welch H, Hasbun R. Lumbar puncture and cerebrospinal fluid analysis. Handb Clin Neurol 2010；96：31-49. PMID：20109673
- Sawanyawisuth K, Chotmongkol V. Eosinophilic meningitis. Handb Clin Neurol 2013；114：207-15. PMID：23829911
- Kazi R, Kazi HA, Ruggeri C, et al. Eosinophilic meningitis secondary to intravenous vancomycin. J Pharm Pract 2013；26：261-3. PMID：22842500
- Lee D, Lee SH, Yoon SS, Ahn TB. Eosinophilic meningitis without peripheral eosinophilia. Eur Neurol. 2012；67：217-9. PMID：22414697
- 中沢克彦，加藤康雄，坂井春男．広東住血線虫による好酸球性髄膜炎の1例．感染症学雑誌 1992；66：998-1001．
- 森田賢史，宿谷賢一，田中雅美ほか．Samson 染色を用いた髄液細胞算定における多形核球の形態分類の重要性―好酸球性髄膜炎の4症例―．医学検査 2018；67：366-72．

100

金属がないのに金属探知機にひっかかる

鑑別診断
- 鉄過剰症
- シンチグラム検査後

解説
骨髄異形成症候群(myelodysplastic syndromes：MDS)に対して頻回輸血された結果鉄過剰症になった者やタリウムシンチグラム検査後のほうが空港の金属探知機でひっかかるという症例報告があるようだ。

● Case 1
重度のMDSで4年間に300単位輸血されている65歳男性。空港で飛行機に乗ろうとしたとき，身につけている金属部品をすべて取り払っても金属探知機陽性であった。鉄動態を評価したところFe 274，総鉄結合能(total iron-binding capacity：TIBC)315，フェリチン2,768の結果で鉄過剰症の診断となった。

● Case 2
タリウムの心筋シンチグラフィーを行ってから4日以内にホワイトハウスに出かけたところ，放射線探知機にひっかかった。タリウム-201の半減期は72時間である。

　金属探知機とは別の話になるが，最近の空港には放射線もチェックしている所もあり，それにタリウムシンチグラフィーが反応することもあるらしい。

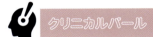

- 金属なしで金属探知機陽性なら，その原因は体内の金属過剰である

● 文献

・Baumann MA, Libnoch JA. Don't overlook iron overload. N Engl J Med 1982；307：1459. PMID：7133109
・Toltzis RJ, Morton DJ, Gerson MC. Problems on Pennsylvania Avenue. N Engl J Med 1986；315：836-7. PMID：3748102
・Levin ME, Fischer KC. Thallium stress tests and bank vaults. N Engl J Med 1988；319：587. PMID：3405274

索引*

＊太字は主要掲載ページを示す。

和文索引

あ
曖気,便臭のする　239
青色の爪　194
青みがかった歯肉組織　44
亜急性甲状腺炎　54
亜急性または硬直性進行性脳脊髄炎　171
悪性黒色腫　189,199
悪性腫瘍　56,132,184,211,218,248,249,252
　　　──に伴うデルマドローム　65
悪性貧血　141
悪性リンパ腫　14,211,239,252
アクチノマイシンD　194
アクリノール　196
アジ化合物中毒　175,178
足が焼けつくような疼痛　157
足首の腫脹　110
アジドチミジン　194
足の痛み＋足指の不随意運動　128
アスパルチルグルコサミン尿　105
アセトアルデヒド　208
圧痛　111
圧迫性視神経炎　227
圧排　135
アデノウイルス感染症　12
アトピー性皮膚炎　4
アナフィラキシー　14
　　　──ショック　208
　　　──様症状　219
アニオンギャップ（AG）上昇を伴う代謝性アシドーシス　177
アフタ性潰瘍　49

アポリポ蛋白質B　243
アミグダリン　176
アミトリプチン　182
アミロイドーシス　12,32,54,56
アメーバ赤痢　230
アーユルヴェーダ　43
アライグマ回虫　252
アリストテレス　82
アリピプラゾール　67
アルカプトン尿症　136,137,189
歩くと痛いが走るのは問題ない　115
アルコール　233
アルコール性脊髄症　60
アルミニウム　234
アレルギー性鼻炎　4,18
アロディニア　129
アンフェタミン　16

い
胃癌　67,239
胃結腸瘻孔　239
居酒屋で若年男性に発症した急性の筋力低下　204
意識障害下の開眼に対する抵抗　143
異所性甲状腺嚢胞　59
イソニアジド　216
　　　──内服　215
一過性に失調運動が起きる　145
一過性に体温が下がる　232
一過性脳虚血（TIA）　63
一酸化炭素ヘモグロビン（CO-Hb）　237
遺伝性高カリウム性周期性四肢麻痺　207
遺伝性肢端紅痛症　112
遺伝性出血性末梢血管拡張症　8

遺伝性低カリウム性周期性四肢麻痺　206
イブプロフェン　252
インジガン　185
インジゴ　185
飲酒　211
飲酒後の痛み　211
インジルビン　185
インスリン　67
　――抵抗性　65
インスリン血症　65
インスリン受容体異常症　65,66
インドキシル　185
インドメタシン　182
インドール　185
陰嚢浮腫　134
インフルエンザ　230,237
　――様症状　237

う

ウイルス性肝炎　230
ウイルス性上気道症状　235
ウイルス性髄膜炎　252
右左シャント　81
ウロビリノーゲン尿　189
運動してすぐ筋肉痛が起きるが運動を続けると数分で改善する　162
運動不耐性　162
　――＋運動持続で改善　163

え

腋窩
　――の黒色表皮腫　65
　――のそばかす病変　96
エチレンジアミン四酢酸（EDTA）が入っている血算のスピッツ内で凝固　174
エリテマトーデス　6
円形脱毛症　4,6
炎症性腸疾患　132

お

嘔気　154,208,234
黄視　10
黄色爪　196
黄色爪症候群　196,197
黄疸　151
横断性脊髄炎　60
嘔吐　154
　――, 重度の　12
横紋筋融解症　158
　――に関連する代謝性ミオパチーの疾患　160
悪寒　234
オクロノーシス　136
オトガイ神経　56
大人の大泉門　2
オレンジ色
　――の咽頭　52
　――の扁桃腫大　525
温感性蕁麻疹　226
温水検査　121
温度に関連する感覚異常　154

か

蚊アレルギー　147,148
外頸動脈の狭窄/閉塞　54
開口障害　168
臥位で改善する呼吸困難　79
臥位での高血圧　114
下咽頭の悪性腫瘍　63
外耳道外骨腫　25
外耳道後壁の感覚過敏　28
外耳道の骨隆起　25
外傷　22,56,59,60,132,134,173
　――性の骨欠損　2
咳嗽　234
　――, 重度の　12
外層浸潤　135
貝毒　155

外膜性嚢胞性疾患　115
下顎骨骨髄炎　56
化学療法
　　——後　60
　　——の副作用　39
下気道以外からの赤い痰　75
夏季の症状増悪　117
蝸牛症状　28
可逆性脳血管攣縮症候群　222,223
顎関節症　30,54
学習障害　98
拡張型頭頂孔　2
顎跛行　54
火災現場　176
下肢挙上　119
下歯槽神経　56
下唇の知覚低下　57
下垂体機能不全　6
カスカラ　189
家族性地中海熱（FMF）　245
家族性低βリポ蛋白血症　243
下大静脈（IVC）
　　——フィルター　92
下大静脈（IVC）閉塞　91
褐色細胞腫　139,140
活性化部分トロンボプラスチン時間（APTT）
　　クロスミキシングテスト　250
喀石　82
カテーテル挿入　132
カドミウム　234
蚊にさされるとひどく腫れる　147
化膿性肉芽腫　59
過敏性血管炎　54
カフェ・オ・レ斑　96
ガマ腫　59
鎌状赤血球症　6
ガムを噛むとあごが痛い　54
ガラガラ蛇中毒　156
ガラクトシアリドーシス　105

カルチノイド症候群　215,216
カルニチン過剰摂取　241
カルニチンパルミトイルトランスフェラーゼ（CPT）II欠損症　158,159
カルボプラチン　60
カロチノイド上昇　150
カロテン血症　150,152
眼窩偽腫瘍　227
眼窩周囲紫斑　12
換気血流ミスマッチ　79
眼球周囲の構造物の異常　8
眼球の構造物の異常　8
眼瞼欠損症　6
眼瞼部
　　——の外傷　6
　　——の手術　6
　　——の放射線治療後　6
肝硬変　69
カンジダ感染　40
肝疾患　150
関節症　136,137
関節痛　234
関節リウマチ（RA）　112,248
乾癬　6,39
肝蛭　252
冠動脈疾患　20
冠動脈石灰化　137
広東住血線虫　252
柑皮症　150
肝不全　241
漢方薬　182
顔面腫脹　49,50
顔面神経障害　28
顔面神経麻痺　28,49,50
顔面浮腫　49
顔面ミオキミア　157
寒冷凝集素　174

き

偽 Hutchinson 徴候　200
気管支拡張薬の吸入
気管支結石　82
キサントクロミー　192
　　── の"2"ルール　193
義歯　37
気腫性腎盂腎炎　132
気腫性尿路感染症　133
気腫性膀胱炎　132
稀少部位子宮内膜症　100,102
偽性アテトーゼ　128,130
偽性女性化乳房　69
寄生虫感染　60,252
喫煙　41
基底細胞癌　101
キナクリン　196
キニジン　141
キニーネ　6
気尿症　132
木村病　14
嗅覚過敏　16
吸収障害　243
急性アルコール中毒　204
急性下腿浮腫　92
急性冠症候群　87
急性虚血肢　124
急性散在性脳脊髄炎（ADEM）　60
急性膵炎　134
急性白血病　56
急性弁破壊　87
急性リンパ性白血病（ALL）　225,252
急に動くと，手足が突っ張ったり勝手に動
　　いたりする　165
凝固能異常　8
胸水　197
胸水が黒い　85
強直性けいれん　169
胸部子宮内膜症　103
胸部大動脈解離　54
強膜への色素沈着　137
局所型破傷風　169
局所ミオキミア　157
巨細胞性動脈炎　12,54,56
巨舌　32
拒絶反応　135
起立時の足の瘙痒感　114
金　6
筋萎縮性側索硬化症（ALS）　156
銀色の便　191
筋型グリコーゲンホスホリラーゼの欠損
　　162
筋型糖原病　158
筋強直　169
筋緊張性ジストロフィー　141
筋けいれん　170
筋骨格系疾患　119
筋ジストロフィー　158
金製剤　196
金属がないのに金属探知機にひっかかる
　　254
金属ヒューム熱　76,234,235
金属ヒュームの曝露　234
銀中毒　194
筋肉が虫が這うように動く　156
筋肉腫　101
筋肉痛　162,234
筋肉内出血　247

く

空港近くの発熱　230
空港マラリア　230
くしゃみ,重度の　12
首を曲げると電撃痛が全身に走る　60
くも膜炎　60
くも膜下出血（SAH）　193
グリア芽腫　18
クリオグロブリン血症　54

和文索引　259

クリオピリン関連周期性症候群(CAPS) 245
繰り返す横紋筋融解症 158
繰り返す若年発症のめまい 146
繰り返す発熱または皮膚炎があり，多関節炎，sicca様症状，腹痛または下痢などを伴う 245
グリコーゲン貯蔵障害 160
グリシン 170
クリプトコッカス髄膜炎 252
グルタルアルデヒド 196
クレアチンキナーゼ(CK)上昇 162,162
クレゾール 189
　——中毒 189
黒い腋窩 65
黒い結合組織 137
黒い舌 41
黒い爪 199
クロコウジカビ感染症 85
クローヌス 169
クロミプラミン 225
クロラムフェニコールによる中毒性視神経症 227
クロレッツなどの口臭清涼剤 182
クロレッツの過剰摂取 182
クロロキン 225

け

経口避妊薬 67,135
脛骨過労性骨膜炎 115
憩室炎 132
痙笑 169
頸舌症候群(NTS) 62
頸椎根症 63
頸椎疾患 117
頸椎症 60
頸椎の悪性腫瘍 211
頸動脈損傷 12
頸動脈不全 63

頸動脈閉塞 227
頸部回旋で後頭部痛と舌の半分がしびれる 62
頸部腫瘤
　——，舌と一緒に動く 58
　——，無痛性の 58
頸部正中の腫脹 58
頸部膿瘍 59
血液悪性腫瘍 147
血液検体凝固の鑑別 174
血液腫瘍 174
結核 6,48,69,82,230
血管 173
血管炎 112
血管拡張 208
血管腫 2,32,59
血汗症 8
血管性浮腫 48
結節性多発動脈炎 54
血栓症 134
結腸膀胱瘻 132,133
血友病 8
　——，後天性 247,250
　——，先天性 249,250
ケトコナゾール 69
下痢 154,220
　——にスルフォンアミド系薬を内服した小児 191
ケロイド 101
腱障害 115
検診でコレステロールが低いといわれた 243
倦怠感 234
ゲンタマイシン 252
原発性乳房リンパ腫 72
腱反射亢進 169

こ

抗Caspar2抗体陽性 157

抗 GAD（glutamic acid decarboxylase）陽性　172
抗 HIV 薬　194,199
抗 VGKC（voltage-gated potassium channel）複合体抗体関連　156
高 IgD 症候群　245
高アドレナリン　139
高インスリン血症　66
高カリウム　205
高カルシウム尿症　184
抗凝固薬　6
抗菌薬　41
口腔カンジダ　38
口腔顔面肉芽腫（OFG）　48
口腔内カンジダ症　39
口腔内灼熱症候群（BMS）　35
──── の mimicker　35
口腔内の悪性腫瘍　37
口腔粘膜の腫脹　49
抗グルタミン酸脱炭酸酵素（GAD）陽性　172
高血圧　139
抗結核薬　216
膠原病　4,249
抗甲状腺薬　6
虹彩の黄褐色腫　98
好酸球性脂肪組織炎　147
好酸球性髄膜炎　252
好酸球性多発血管炎性肉芽腫症（EGPA）　54
好酸球性白血病　252
好酸球増加症　225
高シュウ酸尿　184
甲状舌管　58
甲状舌管嚢胞　58
甲状腺機能亢進症　6,69,128
甲状腺機能亢進症に伴う周期性四肢麻痺　204
甲状腺機能低下症　4,6,32,141,196,243

甲状腺腫瘍　59,126
甲状腺中毒　156,204
甲状腺嚢胞　59
甲状腺ホルモン　243
口唇腫脹　49,50
口唇粘膜の腫脹　49
高蛋白を食べると動けない　213
紅潮　208
硬直性進行性脳脊髄炎　173
後天性血友病　247,250
──── A の診断手順　250
後天性先端骨溶解症　27
後天性免疫不全症候群（AIDS）　194
口内炎　37
高尿酸症　184
紅斑　110
高ビリルビン　150
高ビリルビン血症　150,192
項部硬直　169
後腹膜腫瘍　135
硬膜外穿刺後頭痛　60
抗マラリア薬　194,196,199
抗リン脂質抗体症候群（APS）　135,249
高齢（者）　141,249
鉤彎爪　196
国際頭痛分類第 3 版（ICHD-3）の診断基準　63
コクシジオイデス髄膜炎　252
黒色胸水　85
黒色腫　101
黒色尿　189
黒色表皮腫　6,65
骨 Paget 病　2
骨格筋型極長鎖アシル CoA 脱水素酵素（VLCAD）欠損症　158,159
骨髄異形成症候群（MDS）　225,254
骨髄線維症　112
骨髄増殖性腫瘍　113
ゴッホ　10

子どもの首のこぶ 59
御飯を食べているのにペラグラになる 215
コレステロールエステルの沈着 52
コレラ 6

さ

細菌性髄膜炎 252
細菌性腟炎 241
再発性多発軟骨炎 22
再発性の口腔顔面腫脹 48
臍部悪性腫瘍 101
臍部子宮内膜症 100
魚のにおい 241
索状物の触知 111
差し歯使用 39
左腎静脈閉塞 134
刺すような痛み 117
左精巣腫大 134
詐病 75
サーファー 25
サルコイドーシス 39,48,141,227,252
酸化亜鉛 234
酸化カドミウム 235
酸化したイソエタリンの吸入 75
三叉神経障害 28
三叉神経痛 12

し

シアナミド-エタノール反応 208
シアリドーシス 105
シアン化物中毒 175〜177
耳介丹毒 22
耳介軟骨膜炎 22
耳下腺腫瘍 54
シガテラ中毒 153
シガテラ毒 153
色覚異常 11
色素性皮膚炎 107

ジギタリス中毒 10
子宮頸癌 211,218
——の転移 225
子宮内膜癌 211
子宮内膜症 8,100
——,胸部 103
——,臍部の 100
——,腸管 102
——,尿路 103
シクロホスファミド 194
歯原性感染症 48
ジゴキシン 69
自己免疫疾患 131
脂質 184
脂質降下薬 6
脂質尿 184
四肢の末梢交感神経障害 121
歯周囲感染症 56
視神経脊髄炎(NMO) 227
シスターメアリージョセフの小結節(SMJN) 94
ジストニア 130,166
シスプラチン 60
ジスルフィラム-エタノール反応 208,209
舌が鼻につく 30
舌が焼けるように痛い 35
舌に亀裂がある 39
舌の亀裂 49,50
肢端紅痛症 112
肢端紫藍症 124
膝窩動脈外膜嚢腫 115
膝窩動脈絞扼症候群 115
膝窩動脈捕捉症候群 115,116
膝窩嚢腫 119
失神 114
歯肉炎 241
歯肉腫脹 49
歯肉の青紫色のライン 43
シプロフロキサシン 252

自閉スペクトラム症　98
脂肪筋腫　101
脂肪酸化障害　160
脂肪酸代謝異常　158,159
脂肪腫　101
嗜眠性脳炎　173
シメチジン　69,182
しもやけ　124
灼熱感　117,130
灼熱感を伴う足の発赤と疼痛　112
若年性黄色肉芽腫　225
雀卵斑様色素斑　96
縦隔内腫瘍　126
縦隔リンパ節腫大　126
周期性四肢麻痺　204
重金属中毒　43,156
住血吸虫　252
住血吸虫症　184,230
重症筋無力症　54
重度の高カルシウム血症　174
酒皶　48
手術　140
　── による神経損傷　37
出芽酵母感染症　48
出血　85
　──，上気道や消化管からの　75
術後　184
出産　249
腫瘍　69,134,173
腫瘍壊死因子受容体関連周期性症候群
　　（TRAPS）　245
腫瘍浸潤　135
腫瘍随伴横断性脊髄炎　173
腫瘍随伴症候群　252
循環器症状　154
消化管間質腫瘍　140
消化管手術後　239
消化管症状　45
消化管の癌　56

消化器疾患による吸収阻害　215
消化器症状　154
消化性潰瘍　239
小径線維ニューロパチー　121
上室頻拍（SVT）　89
上大静脈血栓症　126
上大静脈症候群　126
上皮成長因子受容体（EGFR）　4
上部頸髄症　63
静脈拡張，両側の腋窩から臍まで広がる
　　91
静脈洞血栓症　12
静脈容量の増加による皮膚の伸展効果
　　114
睫毛脱毛症　6
職業曝露　176
食物アレルギーの集団発生　219
食物アレルギー様症状　219
食欲，妊娠時の　218
女性化乳房　69
徐脈　154
自律神経障害　114
脂漏性皮膚炎　22
腎移植　135
心因性　8
心因性昏睡　143
心因性紫斑病　124
心因性障害　128
腎癌　134
真菌感染　6
真菌性髄膜炎　252
神経膠芽腫　252
神経絞扼　115
神経根芽細胞腫　12
神経症状　154
神経性食思不振症　4,141
神経精神症状　98
神経線維腫症 1 型（NF1）　96,97,140
　── の診断基準　98

神経毒　168
神経梅毒　141
神経皮膚炎　107
腎結石　137
腎細胞癌　56
滲出性胸水　197
尋常性痤瘡　48
腎静脈血栓症　134
シンスプリント　115
新生児破傷風　169
真性多血症(PV)　112,225
　　——における水原性瘙痒症　226
シンチグラム検査後　254
浸透圧性脱髄症候群　227
深部腱反射の弛緩相遅延　141
深部静脈血栓症(DVT)　109
　　——後の同側下肢痛　119
　　——の再燃　119
深部真菌感染症　48
腎不全　69,241
心ブロック　154

す

水泳選手　25
髄液中の好酸球増加　252
髄液の色による鑑別診断　192
髄芽腫　18
膵胸腔瘻　85
水原性瘙痒症　225
錐体外路障害　114
睡眠時周期性四肢運動(PLMS)　130
頭蓋骨の溶骨性変化　2
頭蓋底骨折　12
頭痛　139,208,220,234
ステロイド(薬)　67,69
ストリキニーネ　173
ストリキニーネ中毒　168,170
ストレス　166
スリガラス様陰影(GGO)　77,235

スルファメトキサゾール・トリメトプリム
　　(ST合剤)　252

せ

星細胞腫　18
正常変異　2
成人 Still 病　14
精神症状　225
精巣疾患　134
正中頸嚢胞　58
成長遅延を伴う黄色爪　196
脊髄圧迫　60
脊髄腔造影　252
脊髄空洞症　60,173
脊髄腫瘍　60
脊髄症　27
脊髄小脳失調症候群　145
脊髄の血管奇形　60
脊髄分節性ミオクローヌス　128,131
咳をすると足が痛い　109
背筋の硬直　169
舌癌　40
接触性皮膚炎　22,48
セルトラリン　12
線維性異形成　2
腺癌　94
染色体異常　32
全身性エリテマトーデス(SLE)　4,14,60,
　　112,248
全身性ミオキミア　156
腺性口唇炎　48
喘息発作　27
選択的セロトニン再取り込み阻害薬(SSRI)
　　離脱　60
先端巨大症　39,65
前庭障害　28
先天性血友病　249,250
先天性の骨欠損　2
先天性無毛症　6

センナ　189
旋毛虫　252
前立腺癌　56
染料,食事に含まれる外因性の　189

そ
爪下血腫　199
早期皮膚アミロイドーシス　107
早期腹満感　55
総頸動脈の狭窄/閉塞　54
爪甲剥離症　203
爪床の紅皮症　196
爪床の膿皮症　196
造船場　234
掻爬痕のみの背部の難治性瘙痒　107
爪白癬　196
爪肥厚　196
塞栓症　115
側頭動脈炎　63
ソルビトール　189

た
第VIII因子インヒビター陽性　249
第VIII因子投与　249
第VIII因子に対する抗体　249
体幹ジストニア　171
体幹部筋肉の硬直　172
代謝性アシドーシス,アニオンギャップ(AG)
　　上昇を伴う　177
代謝性障害　32
帯状疱疹　6,60
大泉門　2
大腿のこばわり　172
大腸癌　239
大動脈拡張　137
胎盤通過性　46
太陽曝露　117
高安病　54
ダカルバジン　194

タキフィラキシー　76,234
多尿　89
多嚢胞性卵巣症候群(PCOS)　65
多発血管炎性肉芽腫症(GPA)　54
多発性硬化症(MS)　56,60,63,145,227,
　　232
　　—— の奇妙な症状　229
多発性骨髄腫　2,56,150
　　—— 治療後　2
多発性内分泌腺腫症　140
タリウム　6
　　—— シンチグラム検査後　254
垂井病　158
炭化水素の吸入　16
タンジール病　52
弾性ストッキング　119
丹毒　6
蛋白　184
蛋白尿　184

ち
チクングニア　230
血の涙　8
注意欠如多動症　98
中枢性瘙痒　18
腸管子宮内膜症　102
腸間膜の先天性奇形　101
長時間風呂に入ってもしわができない
　　121
腸疾患　243
長睫毛症　4
聴神経腫瘍　28,37
腸チフス　230
聴力低下　28
ちょっとした刺激でけいれん　168
治療抵抗性の鼻部瘙痒感　18
チロシン尿　189

つ

椎間板ヘルニア　60
椎骨脳底動脈循環不全　63,145
冷たいものを熱く，熱いものを冷たく感じる　153
爪の黒色腫　200

て

低βリポ蛋白血症　243
低栄養　4
低カリウム　204
低血圧　154
低コレステロール血症　243
低体温　141
低密度リポ蛋白質コレステロール(LDL)血症　243
テストステロン　67
——による多血症　225
デスフェリオキサミン　11
テタノスパスミン　168
テタノリジン　168
鉄　234
鉄過剰症　254
鉄鋼　234
鉄剤経口摂取＋妊婦の黄疸　191
鉄剤注射　189
テトラサイクリン　196
転移性悪性黒色腫　85
転移性悪性腫瘍　56
転移性腫瘍　2
転移性脳腫瘍　18
てんかん　16,98,128,145
デング熱　230
伝染性単核球症　14
癜風　107
天疱瘡　37

と

同一環境でのインフルエンザ様症状の同時発生　237
動悸　139
動悸後の多尿　89
頭頸部外傷後　60
頭頸部型破傷風　169
頭頸部の悪性腫瘍　63,211
糖原病　54
凍瘡　124
疼痛　129
——過敏　129
——刺激に対する反応　143
糖尿病　65,141,152
——，痩せている人の2型　139
頭部外傷後　232
動脈解離　115
動脈血と静脈血のPO$_2$(酸素分圧)勾配の狭小化　175
動脈血のように輝く静脈血　175
トキソカラ　252
ドキソルビシン　194
特発性拡張型心筋症　140
特発性過形成　32
特発性顔面関節痛　37
特発性好酸球増加症　252
特発性肢端紅痛症　112
特発性頭蓋内圧亢進症　12,60
特発性慢性口唇腫脹　48
渡航感染症　230
ドセタキセル　60
ドライアイスセンセーション　153
トリプトファン　185,215
トリメチルアミン尿症　241

な

ナイアシン　67,215
ナイアシン欠乏　215
内視鏡検査　182

内視鏡的副鼻腔手術　12
鉛中毒　43
鉛曝露　43
　　――のリスク　44

に
肉芽腫　101
肉芽腫性炎症性疾患　39
肉芽腫性眼瞼炎　48
肉芽腫性肺感染症　82
ニコチン酸　196
日光口唇炎　48
ニトロフラントイン　189
ニトロプルシド　176
乳癌　56,69,73,211,218
乳酸上昇　177
乳糖不耐症　225
乳糜尿　184
乳房移植の非悪性合併症　73
乳房インプラント　71,72
乳房インプラント関連未分化大細胞リンパ腫（BIA-ALCL）　71
乳房インプラント術後の乳房のしこり　71
乳房感染　73
入浴関連頭痛　222
　　――の診断基準の提案　223
入浴後の瘙痒感　225
ニューロミオトニア　157
尿がブツブツ　133
尿失禁　114
尿道カテーテル　185
　　――中の気泡　133
尿道の先天性奇形　101
尿に空気が混じる　132
尿バッグの色が紫色に　185
尿路感染症　132,241
　　――，重度の　184
尿路結核　184
尿路子宮内膜症　103

尿を放置すると黒くなる　136
妊娠　4,16,141,166,248
妊娠悪阻　16
妊娠時に経験した食欲や味覚変化の再燃　218
妊婦の黄疸＋鉄剤経口摂取　191

ね
熱帯熱スプルー　191
ネフローゼ　152
ネフローゼ症候群　196
粘膜出血　247

の
脳好酸球性肉芽腫　252
脳室腹腔内シャント　252
脳腫瘍第4脳室浸潤　18
嚢状拘縮　71
膿性髄液　192
嚢虫　252
膿尿　184
嚢胞　101
嚢胞性線維症　121,126
膿瘍　101
脳梁欠損　233
飲み屋でのショック　208

は
肺癌　56
肺吸虫　252
肺疾患　196
肺腫瘍　85
梅毒　6
肺内シャント　79
排尿時の動悸と頭痛　139
肺の軟骨性過誤腫　140
背部錯感覚症（NP）　107
白色の尿　184
白色便　191

剥奪性口唇炎　48
橋本病　126, 152
破傷風　168, 173
破傷風顔貌　169
破傷風菌　168
発汗　139
発熱　234
抜毛癖　6
ハドリアヌス帝　20
歯の修復不全　37
バブルテスト　81
パラチフス　230
バルプロ酸　6
バンコマイシン　252
パンダの目徴候　12

ひ

被角血管腫　105
皮下出血　247
ひきつり笑い　169
ピクリン酸　196
皮脂腺癌　6
鼻出血の鼻涙管からの逆流　8
皮疹　220
皮疹のない前腕の難治性瘙痒　117
ヒスタミン中毒　208, 219, 220
ヒステリー　171
ヒストプラズマ感染症　82
ビスマス　6
ヒ素　6
非対称性の皮膚の
　── 温感　111
　── 冷感　111
ビタミンA　6
　── 欠乏　11
ビタミンB$_3$欠乏　215
ビタミンB$_{12}$欠乏　60, 194
非典型顔面痛　37
非典型歯痛　37

ヒトアジュバンド病　71, 73
非特発性肢端紅痛症　112
ヒト免疫不全ウイルス(HIV)　4, 194
　── 感染症　216
皮膚黄変／皮膚が黄色い　150
皮膚筋炎　4, 14
鼻部瘙痒感　18
皮膚囊胞　2
皮膚の色素沈着　18
肥満　65
表在静脈
　── の血栓性静脈炎　110
　── の怒張　110
皮様囊胞　59
表皮水疱症　6
表皮囊胞　2
非律動性の動き　129
疲労骨折　115
頻回の冷水曝露　25
ビンクリスチン　194
頻脈　139

ふ

不安　166, 170
フィラリア症　184
フェニトイン中毒　11
フェノチアジン系薬　199
フェノールフタレイン　194
フォメピゾール　209
副甲状腺機能低下症　6
複合性局所疼痛症候群(CRPS)　128, 131, 156
伏在神経麻痺　27
副腎偶発腫　140
副腎不全　16, 41
　── による精神神経症状　16
腹痛　154
腹部大動脈瘤(AAA)　87
ふくらはぎの腫脹　110

フコシドーシス　105
不思議の国アリス症候群　11
不随意運動(疾患)　128,129
舞踏病　128,130
ぶどう膜炎　4
ブプロピオン　225
フライパン加熱後の呼吸困難　76
フルオロウラシル(5-FU®)　194
ブレオマイシン　194
プロスタグランジン製剤　4
プロテアーゼ阻害薬　67
プロテウス感染症　199
風呂に入ると頭痛　222
風呂に入ると体調が悪くなる　227
プロプラノロール　6
プロポフォール　182,184

へ

平均赤血球容積(MCV)　142
閉塞性黄疸　191
閉塞性血栓血管炎　115
ペースメーカージェネレータの不良　87
ペースメーカー挿入患者の突然のショック　87
臍の結節　94
臍の周りのダークブルーの斑点　105
臍ヘルニア　94
ペニシラミン療法　156
ヘモグロビンA1c　142
ヘモグロビンM症　194
ヘモグロビン尿症　189
ヘモクロマトーシス　225
ヘモクリア　8
ペラグラ　215
　── の 3D(diarrhea, dementia, dermatitis)　215
　── の 4D(diarrhea, dementia, dermatitis, death)　215
ヘルニア　101,134

ヘルペス感染症　37
辺縁系脳炎　232
便臭のするげっぷ(噯気)　239
便臭のするげっぷ(噯気)を伴う慢性下痢　239
片頭痛　12,63,98,145,227
　── 発作中　16
片側下肢全体の腫脹　110
片側女性化乳房,成人の　69
片側のあごのしびれ　56
便秘　114
扁平呼吸(POS)　79
　──, 心臓以外の要因で起きる　80
　──, 心由来の　80
扁平上皮がん　101
扁平苔癬　6,48
弁膜症　137

ほ

蜂窩織炎　94,119,148
膀胱癌　211
膀胱鏡挿入　132
膀胱腸管瘻　182
放射線照射後　60
乏突起膠腫　18
発作性運動誘発性ジスキネジア　165
発作性運動誘発性舞踏アテトーシス(PKC)　165
発作性上室頻拍(PSVT)　89
発作性心房細動　89
発作の前兆　166
母斑による爪甲色素線条　199
ホモゲンチジン酸　136
　── の血中濃度上昇　136
ポリオ　173
ポリマーヒューム熱　76
ポルフィリア　4
ポルフィリン症　189
ボレリア感染症　48,173

本態性血小板血症(ET)　112,225

ま
毎月痛む臍　100
麻酔薬　140
睫毛が長い　4
睫毛が抜ける　6
末梢動脈疾患(PAD)　141
末梢の浮腫　141
マラリア　230
慢性運動コンパートメント症候群　115
慢性炎症性脱髄性多発神経炎(CIDP)　156
慢性活動性EBウイルス(CAEBV)感染症　147
慢性骨髄性白血病　112
慢性単純性苔癬　107
慢性リンパ性白血病　147
マントル細胞腫　147

み
ミオキミア　156
ミオクローヌス　130
ミオグロビン尿症　163,189
味覚変化,妊娠時の　218
右総腸骨動脈と左総腸骨静脈の交差　120
溝状舌　39
ミトコンドリア障害　160
ミトコンドリアミオパチー　158,160
緑色の髄液　192
緑色の爪　202
緑色の尿　182
ミネラル　184
　―― の沈着　184
ミノサイクリン　43,194,199
未分化大細胞型リンパ腫
　――,胸部障害を伴う結節性　72
　――,原発性皮膚　72
　――,全身性　72
耳が赤くて痛い　22

耳たぶのシワ(DELC)　20
耳鳴り　28
耳の肢端紅痛症　22
耳の皮膚紅痛症　23
耳への色素沈着　137

む
無βリポ蛋白血症　243
無汗症　114
無菌性髄膜炎　16
紫色尿バッグ症候群(PUBS)　185
　―― の機序　186

め・も
迷路異常　145
メチルドパ　189
メチレンブルーの摂取　182
メトカルバモール　182,189
メトクロプラミド　182
メトトレキサート　16
メトロニダゾール　189
メラニン尿　189
メラニンの色素沈着　41
免疫不全　147
免疫抑制剤　4

網膜血管炎,肺結核による　11

や・ゆ
薬剤性黄染　150
薬剤性ジスキネジア　128
誘因なしの突然の大量皮下出血　247
有棘顎口虫　252
有痛性筋けいれん　162
指の皮下出血　123

よ
溶血　85

溶血性貧血　150
溶血毒　168
溶骨性疾患　2
溶接工場　234
溶接工場でのインフルエンザ様症状　234
腰仙椎の強直　136
腰仙傍脊椎筋の硬直　172
腰痛　137
抑うつ　36,170
翼状片　27

　ら
ライソゾーム病　105
ライム病　16
卵円孔開存(PFO)　79
　──などの心臓内シャント　79
卵巣腫瘍　218

　り
リケッチア
　──感染症　230
　──髄膜炎　252
リスペリドン　11
リチウム製剤　196
リードの不良　87
硫化水素中毒　175,178
両上肢を上げると顔面が赤くなる　126
良性の雷鳴頭痛(RCVS)　222
両側眼瞼腫脹＋発熱　14
両側のまぶたが腫れて熱が出る　14
緑色爪症候群　202
緑色の髄液　192
緑色の爪　202
緑色の尿　182
緑膿菌感染　192,196,199
緑膿菌の尿路感染症　182
リン酸塩尿　184
リンパ芽球性リンパ腫　12
リンパ管腫　32,59

リンパ管の先天性奇形　184
リンパ管瘻　184
リンパ腫　56,59
リンパ節腫脹　59
リンパ節領域の痛み　211
リンパ浮腫　48,196,197

　る・れ・ろ
類天疱瘡　37
ループスアンチコアグラント　250

レジオネラ感染症　230
レセルピン　141
レバミゾール　16
レボドパ(L-ドパ)　189,213
レボドパ(L-ドパ)内服中のParkinson病　213

ロイシンの過剰摂取　216
ロスバスタチン　241

　わ
腕頭動脈の狭窄/閉塞　54

和文索引　271

欧文索引

数字・ギリシャ文字

3-point(総大腿静脈,伏在大腿静脈接合部,膝窩静脈) 110
Ⅴ型糖原病 158,162
Ⅶ型糖原病 159
21トリソミー 39

βブロッカー 141
β-マンノシドーシス 105
β_2刺激薬の吸入 75

A

abdominal aortic aneurysm(AAA) 87
Achenbach症候群 123
acquired immunodeficiency syndrome (AIDS) 194
actinic chelitis 48
activated partial thromboplastin time (APTT)
　―― 延長 249
　―― クロスミキシングテスト 250
Actizol 182
acute disseminated encephalomyelitis (ADEM) 60
acute lymphocytic leukemia(ALL) 225
airport malaria 230
amyotrophic lateral sclerosis(ALS) 156
ANCA関連血管炎 54
Andersen症候群 205,207
angiokeratoma 105
antiphospholipid syndrome(APS) 135
apoB 243
aquagenic pruritus 225
Aspergillus niger 感染症 85
ATP binding cassette transporter A1 (ABCA1)の遺伝子異常 52

B

Babinskiの病的反射 169
Baker嚢腫 119
Bancroft's sign 110
Basedow病 14
Beckwith-Wiedemann症候群 32
Behçet病 60
Bell現象 143
Blau症候群 245,246
Bowen病 199
brachioradial pruritus(BRP) 117
brachioradial pruritus syndrome(BPS) 107
breast implant-associated anaplastic large cell lymphoma(BIA-ALCL) 71
broncholithiasis 82
Buerger病 124
burning mouth syndrome(BMS) 35
　―― のmimicker 35
Burton線 43,45

C

C型肝炎ウイルス(HCV)感染症 225
carbon monoxide-hemoglobin(CO-Hb) 237
Carney's triad 140
carnitine palmitoyltransferase(CPT)Ⅱ欠損症 158
carotenoderma 150
Castleman病 126
central pruritus 18
cephalic tetanus 169
charcoal-containing empyema 85
Charcot-Marie-Tooth病 156
cheilitis glandularis 48
cheilitis granulomatosa 48,49
Chiari奇形 60,145
chloronychia 202

chronic active Epstein-Barr virus infection(CAEBV)感染症　147
chronic exertional compartment syndrome　115
chronic inflammatory demyelinating polyneuropathy(CIDP)　156
Cloret sign　182
Clostridium tetani　168
CO 中毒　175,237
Coccidioides 髄膜炎　252
complex regional pain syndrome(CRPS)　131,156
creatine kinase(CK)上昇　162,162
Crohn 病　39,48,239,245,246
cryopyrin-associated periodic syndrome (CAPS)　245
Cryptococcus 髄膜炎　252
Cushing 症候群　65

D
D-ペニシラミン　196
D-dimer　110
deep venous thrombosis(DVT)　109
diagonal ear-lobe crease(DELC)　20
Down 症　32

E
early satiety　55
EDTA(ethylenediaminetetraacetic acid)が入っている血算のスピッツ内で凝固　174
Ehlers-Danlos 症候群　6,30
eosinophilic granulomatosis with polyangiitis(EGPA)　54
epidermal growth factor receptor(EGFR)　4
episodic ataxia　145
Epstein-Barr virus(EBV)感染症　12

Epstein-Barr virus(EBV)関連 T／natural killer cell(NK)細胞リンパ増殖性疾患　147
essential thrombocytosis(ET)　225
exostoses of external auditory canal　25
eye gaze sign　143
eyelash trichomegaly　4

F
Fabry 病　105
Fanconi 症候群　45
feculent eructation　239
fissured tongue　39
foot drop　45
Fournier 壊疽　187
freckling　96

G
Gambierdiscus 属のプランクトン　153
Gardner-Diamond 症候群　124
GM1 ガングリオシドーシス　105
Gorlin 徴候　30
granulomatosis with polyangiitis(GPA)　54
green nail syndrome　202
ground-glass opacity(GGO)　77,235
Guillain-Barré 症候群　156

H
haematohidrosis　8
haemolacria　8
hand drop　45
―― test　143
Hansen 病　6,22
Hartnup 病　182,216
hepatitis C virus(HCV)感染症　225
hereditary acrolabial telangiectasia　194
Histoplasma 感染症　82

Hitselberger 徴候　28
Hodgkin リンパ腫　147,211
　── のまれな症状　212
Homans sign　109
hot-cold temperature reversal　153
human immunodeficiency virus(HIV)　4,194
　── 感染症　216
Hutchinson 徴候　199,200

I
ice-pack sign　117
IgG4 関連疾患　14
inferior vena cava(IVC)フィルター　92
inferior vena cava(IVC)閉塞　91
International Classification of Headache Disorders 3rd edition(ICHD-3)の診断基準　63
Issac 症候群　156

J・K
jerking stiffman 症候群　171,173

Kaposi 肉腫　12

L
Langerhans 組織球症　2
Leber 遺伝性視神経症　227
Legionella 感染症　230
Lhermitte 徴候　60,229
Lisch 結節　98
Lisker sign　110
lithoptysis　82
local tetanus　169
Louvel sign　109
low density lipoprotein(LDL)血症　243
Lowenberg sign　110

M
McArdle 病　54,158,162,163
MDMA(3,4-methylenedioxymethamphetamine),高用量　60
mean corpuscular volume(MCV)　142
medial tibial stress syndrome　115
median cervical cyst　58
melena　191
Melkersson-Rosenthal syndrome(MRS)　39,48,49
Méténier 徴候　30
Milian's ear sign　22
milphosis　6
Morvan 症候群　156,157
Moses' sign　110
multiple sclerosis(MS)　227
Münchhausen 症候群　8
myelodysplastic syndromes(MDS)　254

N
neck tongue syndrome(NTS)　62
neonatal tetanus　169
neurofibromatosis type1(NF1)　96,97
　── の診断基準　98
neuromyelitis optica(NMO)　227
NO 中毒　60
NOD2(nucleotide-binding oligomerization domain containing 2)
　── 遺伝子変異　245
　── 関連自己炎症疾患　245
notalgia paresthetica(NP)　107
numb chin syndrome(NCS)　56
numb lip syndrome(NLS)　56

O
ochronosis　136
Oliver-McFarlane 症候群　4
onycholysis　203
orofacial granulomatosis(OFG)　48

P

painful legs and moving toes syndrome (PLMT) 128,130
Parkinson 病,レボドパ内服中の 213
paroxysmal kinesigenic choreoathetosis (PKC) 165
paroxysmal supraventricular tachycardia (PSVT) 89
patent foramen ovale (PFO) 79
Pemberton's sign 126
periodic limb movements in sleep (PLMS) 130
peripheral arterial disease (PAD) 141
periumbilical dark blue macules 105
Pierre Robin 症候群 32
platypnea-orthodeoxia syndrome (POS) 79
POCUS (point-of-care ultrasound) 110
polycystic ovarian syndrome (PCOS) 65
polycythemia vera (PV) 225
popliteal artery entrapment syndrome 115
postthrombotic syndrome (PTS) 119
Pratt's sign 110
prodigiosin 75
progressive encephalomyelitis with rigidity and myoclonus 171,173
Proteus 感染症 199
PRRT2 遺伝子 165
pseudohemoptysis 75
Pseudomonas aeruginosa 感染 192,196,199
Pseudomonas aeruginosa の尿路感染症 182
Pulfrich 現象 229
purple urine bag syndrome (PUBS) 185
—— の機序 186

R

Ramsay-Hunt 症候群 22
Raynaud 現象 124
Recklinghausen 病 96
red ear 症候群 (RES) 22〜24
—— の原因,二次性 24
—— の診断基準,一次性 23
restless leg syndrome (RLS) 128,130
Reverse Namaskar 徴候 30
reversible cerebral vasoconstriction syndrome (RCVS) 222,223
rheumatoid arthritis (RA) 248
Rhizopus oryzae 感染症 85
Rickettsia
—— 感染症 230
—— 髄膜炎 252

S

Schindler 病 II 型 105
second wind 現象 159,162
selective serotonin reuptake inhibitor (SSRI) 離脱 60
Serratia (*marcescens*) 75
Serratia (*marcescens*) 感染症 75
Shapiro 症候群 232
sister Mary Joseph's nodule (SMJN) 94
Sjögren 症候群 39,245
small-fiber neuropathy 121
spatula test 169
ST 合剤 (スルファメトキサゾール・トリメトプリム) 252
stiff-limb 症候群 171
stiff man syndrome (SMS) → stiff person syndrome (SPS)
stiff person plus 症候群 173
stiff person syndrome (SPS) 168,171,172
——,腫瘍随伴の 172
subarachnoid hemorrhage (SAH) 193

supraventricular tachycardia(SVT)　89
surfer's ear　25
surfer's myelopathy　27
systemic lupus erythematosus(SLE)　60,248

T

T細胞リンパ腫　225
Thomas's sign　191
thyroglossal duct cyst　58
thyroid cork　126
tightly shut eyelids　143
transient cerebral ischemia(TIA)　63
tumor necrotizing factor receptor-associated periodic syndrome(TRAPS)　245
twiddler症候群　87

U・V

Uhthoff現象　227

urticaria factitia　225
useless hand of Oppenheim　229

Vater乳頭部の癌　191
very-long-chain acyl-CoA dehydrogenase(VLCAD)欠損症　158
Villar's nodule　100
Vogt-小柳-原田病　6
von Hippel-Lindau病　140

W・X・Y

Wells症候群　147
Wilson病　128,194
Woltman sign　141

xanthoderma　150

Yao症候群　245,246

ホワイトライオンも追え！
ゼブラへのリスペクト，そして見逃せない鑑別疾患

定価：本体3,000円＋税

2019年4月25日発行　第1版第1刷 ©

監修者　志水　太郎
　　　　原田　拓

発行者　株式会社 メディカル・サイエンス・インターナショナル
　　　　代表取締役　金子　浩平
　　　　東京都文京区本郷1-28-36
　　　　郵便番号 113-0033　電話 (03)5804-6050

印刷：双文社印刷／表紙装丁：黒田泰司／表紙素材：123RF

ISBN 978-4-8157-0159-8　C3047

本書の複製権・翻訳権・上映権・譲渡権・貸与権・公衆送信権（送信可能化権を含む）は(株)メディカル・サイエンス・インターナショナルが保有します。本書を無断で複製する行為（複写，スキャン，デジタルデータ化など）は，「私的使用のための複製」など著作権法上の限られた例外を除き禁じられています。大学，病院，診療所，企業などにおいて，業務上使用する目的（診療，研究活動を含む）で上記の行為を行うことは，その使用範囲が内部的であっても，私的使用には該当せず，違法です。また私的使用に該当する場合であっても，代行業者等の第三者に依頼して上記の行為を行うことは違法となります。

JCOPY 〈出版者著作権管理機構 委託出版物〉
本書の無断複製は著作権法上での例外を除き禁じられています。複製される場合は，そのつど事前に，出版者著作権管理機構（電話 03-5244-5088, FAX 03-5244-5089, info@jcopy.or.jp）の許諾を得てください。